Dr. Michelle Hildebrandt

NEURODIÄT

Wie Sie den Schalter im Gehirn umlegen, Ihr Hungergefühl in den Griff bekommen und endlich schlank werden

riva

Bibliografische Information der Deutschen Nationalbibliothek
Die Deutsche Nationalbibliothek verzeichnet diese Publikation in der Deutschen Nationalbibliografie. Detaillierte bibliografische Daten sind im Internet über http://dnb.d-nb.de abrufbar.

Für Fragen und Anregungen
info@rivaverlag.de

Wichtiger Hinweis
Dieses Buch ist für Lernzwecke gedacht. Es stellt keinen Ersatz für eine individuelle medizinische Beratung dar und sollte auch nicht als solcher benutzt werden. Wenn Sie medizinischen Rat einholen wollen, konsultieren Sie bitte einen qualifizierten Arzt. Der Verlag und der Autor haften für keine nachteiligen Auswirkungen, die in einem direkten oder indirekten Zusammenhang mit den Informationen stehen, die in diesem Buch enthalten sind.

Originalausgabe
1. Auflage 2019

Nymphenburger Straße 86
D-80636 München
Tel.: 089 651285-0
Fax: 089 652096

Redaktion: Silke Panten
Umschlaggestaltung: Manuela Amode
Umschlagabbildung: shutterstock.com/Quick Shot
Layout: Andreas Linnemann
Satz: Andreas Linnemann
Druck: CPI books GmbH, Leck
Printed in Germany

ISBN Print 978-3-7423-0841-2
ISBN E-Book (PDF) 978-3-7453-0457-2
ISBN E-Book (EPUB, Mobi) 978-3-7453-0458-9

Weitere Informationen zum Verlag finden Sie unter
www.rivaverlag.de
Beachten Sie auch unsere weiteren Verlage unter www.m-vg.de

INHALT

VORWORT

Seit Kindertagen esse ich gerne. Essen war schon immer meine Leidenschaft.

Als Kind konnte ich nach Herzenslust essen, und meine Mutter freute sich, dass ich nicht so mäkelig wie meine blasse Cousine war, die mit eisenhaltigem Fruchtsaft gepäppelt werden musste.

Bei uns zu Hause gab es täglich drei Mahlzeiten mit frischem Obst und Gemüse aus Omas Garten, Brot vom Bäcker und Fleisch vom Metzger des Vertrauens. Natürlich gab es auch ab und zu Süßigkeiten. Was das Essen anging, habe ich nie einen Mangel erfahren. Ich wurde immer satt, und es schmeckte gut, denn meine Mutter war schon immer eine ausgezeichnete Köchin, die gerne neue Rezepte ausprobierte. So lernte ich schon früh die Vielfalt der Geschmackserfahrungen kennen.

Dass ich nicht dick wurde, verdanke ich zum einen dieser ausgewogenen Ernährung, zum anderen meinem angeborenen Bewegungsdrang.

Dennoch habe ich mich schon als Kind gefragt, wie meine Freunde es schafften, Süßigkeiten wochenlang mitten im Zimmer aufzubewahren, von den verstaubten Nikoläusen und Osterhasen ganz zu schweigen. Bei mir überlebten die Schokofiguren kaum die Feiertage. Wenn ich die anderen fragte, warum sie die Schokolade noch nicht gegessen haben, antworteten sie in der Regel mit einem Schulterzucken: »Kein Appetit.«

Kein Appetit! Unvorstellbar. Egal wie satt ich war, Süßigkeiten gingen immer. Nur waren sie eben nicht immer verfügbar. Aber wenn, dann mussten sie sofort dran glauben.

Als Jugendliche bemerkte ich zum ersten Mal, dass Gewichthalten kein Selbstläufer ist. Gewichtsangaben waren bis dahin abstrakte Zahlen. Doch seit ich die ersten Meisterschaften im Judo gewonnen hatte, wurde das Gewicht zu meinem stärksten Gegner, denn im Judo wird in Gewichtsklassen gekämpft. Jede Gewichtsklasse umfasst einen Spielraum von 4 bis 5 Kilogramm. Leider befand ich mich stets am oberen Ende meiner Gewichtsklasse. Dass ein Abendessen beim Griechen am Tag vor einem Wettkampf keine gute Idee ist, war eine schmerzhafte Erfahrung.

Da ich also sportbedingt nicht viel Spielraum nach oben hatte, beschloss ich mit 14 Jahren zum ersten Mal, bewusst auf mein Gewicht zu achten. Anfangs war es nicht schwer, ich musste lediglich ein paar Tage auf Süßigkeiten verzichten, um 1 bis 2 Kilogramm abzunehmen, und konnte ansonsten ganz normal weiteressen.

Doch mit der Zeit wurde es immer schwieriger. Obwohl ich nicht hungern musste, wurde aus meiner Leidenschaft fürs Essen zunehmend Entbehrung. Tagelang keine Süßigkeiten zu essen und dabei zuzusehen, wie meine allesamt schlanken Schulfreunde unbedarft Gummibärchen aßen und in die Chipstüten griffen, wurde zur Qual.

Ich fragte mich immer öfter, weshalb andere anscheinend alles essen konnten und trotzdem schlank blieben, nur ich nicht. War es Veranlagung, lag es am Stoffwechsel? Ein Blick ins Familienalbum zeigte, dass auf der mütterlichen Seite fast alle Verwandten schlank waren. Auf der väterlichen Seite war hingegen eine Tendenz zum Bauchansatz bei den Männern und breiten Hüften bei den Frauen erkennbar. Und vom äußeren ähnelte ich eher meinem Vater.

Bedeutete dies nun, dass ich mein Leben lang verzichten musste, um schlank zu bleiben? Keine schönen Aussichten.

Kurz vorm Abitur hörte ich mit Judo auf. Ich hatte genug von den häufigen Wettkämpfen und dem ewigen Verzicht auf Süßigkeiten. Zwar befürchtete ich, dadurch zuzunehmen, gleichzeitig hatte ich aber auch die Hoffnung, ohne den äußeren Druck wieder zu einem unbefangeneren Essverhalten zu kommen.

Tatsächlich nahm ich vorübergehend etwas zu, aber es blieb im Rahmen. Die nächsten Jahre blieb ich schlank – allerdings nur, weil ich nach wie vor auf mein Gewicht achtete. Sobald es auch nur leicht nach oben ging, steuerte ich mit dem kurzfristigen Verzicht auf Süßigkeiten dagegen an. Das klappte, bis ich etwa 30 Jahre alt war.

Inzwischen hatte ich mein Medizinstudium beendet und meinen ersten Job als Assistenzärztin begonnen. Das Betriebsklima war gut, und das tägliche Mittagessen mit den netten Kollegen wurde zu einem Ritual, bei dem wir unserem Arbeitsstress für eine Weile entfliehen konnten. Und da ich nun Geld verdiente, gönnte ich mir ab und zu ein kulinarisches Highlight. Zunächst ignorierte ich, dass ich langsam zunahm. Solange die Hose noch irgendwie zuging, war doch alles in Ordnung, oder? Als sich der Knopf jedoch eines Tages gar nicht mehr schließen ließ, konnte ich mich nicht mehr rausreden. Ich stellte mich der Realität, stieg auf die Waage und zog die Notbremse.

Doch anders als in der Jugend reichte es nicht mehr, nur auf das Naschen zu verzichten. Auch bei den drei täglichen Mahlzeiten musste ich mich nun einschränken. Im Laufe der Jahre hatten sich einige Gewohnheiten eingeschlichen. Während das Frühstück mit Müsli und Joghurt noch im Rahmen war, wählte ich in der Kantine allzu oft Schnitzel und Pommes. Und zum Abendbrot liebte ich dicke Käsestullen und Leberwurstbrote.

Eine spezielle Diät wollte ich nicht machen. Mir war klar, dass ich zu einer Ernährung finden musste, die ich möglichst lebenslang einhalten konnte, und das bedeutete: Keine Verbote, aber dafür etwas weniger fett und weniger süß. Außerdem begann ich wieder moderat mit Sport. Das funktionierte gut. Nach zwölf Wochen hatte ich mein Zielgewicht erreicht und konnte eine halbe Stunde am Stück laufen. Laufen wurde neben Essen zu meiner zweiten Leidenschaft, und so kam es, dass ich nicht mehr besonders auf die Ernährung achten musste, denn durch den Sport glich ich kleine Sünden problemlos aus.

Bis ich mich der magischen 40 näherte. Die neue Lebensdekade begann mit einschneidenden Veränderungen. Ich hatte einen stressigen Job in der Forschung gegen eine ruhige Tätigkeit in einer psychotherapeutischen Klinik eingetauscht und war mit meinem Leben zufrieden. Leider schlich sich in dieser Zeit die alte Vorliebe für fetten Käse und Deftiges wieder ein. Und auch die ständig verfügbaren Süßigkeiten, die dankbare Patienten im Krankenhaus hinterlassen hatten, trugen dazu bei, dass ich wieder zunahm. Durch die vielen Nachtdienste bekam ich ständig zu wenig Schlaf, und die Laufschuhe zog ich nur noch selten an.

Die Hosen wurden wieder enger. Als die ersten vorsichtigen Kommentare von wohlmeinenden Verwandten kamen, fasste ich mir ein Herz und stieg auf die Waage. Und war schockiert. Natürlich war mir klar, dass ich zugenommen hatte. Bestenfalls 2 Kilogramm, schlimmstenfalls 4 Kilogramm. Dachte ich. In Wirklichkeit waren es 10 Kilo!

Nun mussten drastische Gegenmaßnahmen ran. Eine Diät! In den folgenden Jahren versuchte ich es erst mit Weight Watchers, ein Jahr später mit Low Carb und zuletzt vor zweieinhalb Jahren mit der Methode Kalorienzählen.

Mit jeder Methode nahm ich zuverlässig einige Kilogramm ab. Allerdings schaffte ich es nie, bis zum Zielgewicht durchzuhalten. Immer wenn mir nur noch 2 Kilogramm fehlten, fing ich an, mir ab und zu wieder etwas zu gönnen. Das sollte kein Problem sein, dachte ich mir, schließlich konnte ich es am nächsten Tag ja wieder ausgleichen. Schnell überwogen allerdings die Gönntage, und ich nahm wieder zu.

Doch woran lag das? Was ließ mich jedes Mal kurz vorm Ende abbrechen? Die gewählten Methoden waren allesamt gut im Alltag umsetzbar und schränkten mich nur wenig ein. Dennoch stellte sich immer wieder der Drang ein, »normal« zu essen. Doch was heißt normal essen? In meinem Fall waren das drei Mahlzeiten am Tag und täglich eine Portion Süßigkeiten sowie ab und zu ein Glas Wein am Wochenende. Eigentlich kein Problem, oder?

Beim Kalorienzählen fand ich heraus, dass ich als relativ kleine Frau in mittleren Jahren an reinen Bürotagen ohne Sport nur etwa 1800 Kilokalorien benötige, um mein Gewicht konstant zu halten. In der Praxis bedeutete das, dass ich mit dieser Kalorienvorgabe zwar körperlich satt werde. Wenn es aber um den Genuss geht, dann reicht es für mich auf Dauer nicht aus. 1800 Kilokalorien bedeuten drei Mahlzeiten à 600 Kilokalorien, was schnell erreicht ist, wenn man morgens eine große Portion Müsli isst, mittags klassisch ein Gericht mit Gemüse, Kartoffeln und magerem Fleisch und abends eineinhalb Scheiben Brot mit nicht zu fettem Käse und magerer Wurst. Zwischendurch vielleicht noch eine Portion Obst. Und keine Süßigkeiten, keine süßen Getränke, kein Alkohol. Genuss sieht anders aus. Kein Wunder, dass sich bei mir irgendwann das Verlangen einstellte, wie früher zu essen.

Beim gewissenhaften Bilanzieren meiner Nahrungsaufnahme fiel mir auf, dass mein Essbedürfnis täglich etwa 300 bis 500 Kilokalorien über meinem Bedarf liegt, also bei 2100 bis 2300 Kilokalorien. Das ist der Bedarf einer großen Frau oder eines kleinen, inaktiven Mannes.

Würde ich meinem »natürlichen« Essverlangen ohne Gegensteuern nachgeben, nähme ich innerhalb von sechs Wochen 1 Kilogramm zu. Über das Jahr macht das dann 5 bis 10 Kilogramm aus!

Nun stand ich vor dem Dilemma: Lebenslang verzichten, oder dick werden. Oder? Es musste doch noch einen dritten Weg geben.

Eine naheliegende Lösung war, den Verbrauch zu steigern. Und das tat ich. Ich intensivierte mein Lauftraining, nahm etwas ab und halte seitdem mein Gewicht. Es ist jedoch nicht so, dass nun wieder alles gut ist, mitnichten. Durch das Laufen kann ich mir täglich 300 bis 500 Kilokalorien mehr leisten. Doch an Tagen, an denen ich keinen Sport mache, komme ich in Bedrängnis. Mittlerweile laufe ich Marathon, doch selbst in der Marathonszene gibt es Menschen, die eine Wampe vor sich hertragen.

Auch wenn ich mit dem intensiven Laufen und dem täglichen Bilanzieren meiner Ernährung eine Zwischenlösung gefunden hatte, war es auf Dauer unbefriedigend.

Um die Frage zu lösen, warum das Essverlangen größer als der Bedarf ist, begann ich daher, mich intensiv damit auseinanderzusetzen, was den Appetit eigentlich ausmacht. Denn nicht der Hunger ist das Problem, ich hatte zu keinem Zeitpunkt, an dem ich abnahm, wirklich Hunger, sondern nur Appetit. Liegt es an den Genen? An den Hormonen? An den Nahrungsmitteln selbst, denen irgendwelche suchtauslösende Substanzen beigefügt sind, die Anke Engelke einmal treffend als »Chipsextrakt« bezeichnet hat? Oder ist es die Psyche, Essen als Ersatz oder Stresslöser zu konsumieren?

Um herauszufinden, was uns zu viel essen lässt, ist es zunächst wichtig, den Appetit zu verstehen. Doch um langfristig etwas zu verändern, muss man ins Handeln kommen. Dabei gilt: annehmen, was man nicht ändern kann, und ändern, was man ändern kann.

Dieses Buch ist kein klassisches Diätbuch. Es enthält keine Rezepte und verbietet keine Nahrungsmittel. Die hier vorgestellten Methoden sind für jeden umsetzbar, egal, ob Veganer oder Allesesser.

Es richtet sich an Menschen, die gerne essen, die immer wieder mit überschüssigen Pfunden kämpfen und nach jahrelangen Versuchen die Nase voll haben von Diäten.

Es ist für Personen geschrieben, die sich über Jahre zum Teil widersprüchliches Wissen über vermeintlich gesunde Ernährung angeeignet haben und es dennoch bisher nicht geschafft haben, ihr Wunschgewicht dauerhaft zu halten. Es richtet sich an diejenigen, die nicht essgestört im klinischen Sinne sind, sondern einfach zu kalorienreich essen. Die eine Vorliebe für Süßes und Fettes haben, am besten in Kombination. Für die Salat eine Beilage und niemals ein Hauptgericht ist. Für die Essen Trost oder Belohnung ist und denen bei Kummer nicht der Appetit vergeht. Die durchaus zielstrebig im Leben sind und Durchhaltevermögen haben, was die zahlreichen Diäten beweisen, und trotzdem ständig mit ihrer Figur hadern. Die sich nur zeitweise zum Sport aufraffen können. Die wissen, das frische Biolebensmittel besser wären, dann aber doch lieber zum Discounter gehen und Produkte kaufen, die schnell zubereitet werden können. Dieses Buch ist genau für diejenigen gedacht, die vielleicht schon resignieren, aber doch die Hoffnung noch nicht ganz aufgegeben haben, eine Möglichkeit zu finden, sich mit dem Appetit zu versöhnen, ihn gar zu zähmen.

HUNGER ODER APPETIT?

Vor einigen Jahren nahm ich an einem einwöchigen Fastenwandern teil. Angeregt durch eine Fernsehdokumentation war ich neugierig geworden: neugierig auf die Erfahrung der Leere, neugierig auf das Ausbleiben des Hungergefühls und neugierig auf spirituelle Einsichten.

Außerdem hoffte ich, auf diese Weise ein paar lästige Winterpfunde loszuwerden.

Um in den erlauchten Fastenkreis aufgenommen zu werden, mussten die Teilnehmer am Anfang ein Ritual durchlaufen, das »Glaubern«. Feierlich überreichte uns die Fastenleiterin ein großes Glas Wasser mit Glaubersalz, das wir auf ihr Kommando auf ex trinken mussten. Es war ekelhaft.

Die nächsten Stunden verbrachte jeder für sich allein auf dem stillen Örtchen, bis wir schließlich völlig entleert in einen Erschöpfungsschlaf fielen.

Der erste Morgen begann mit dem Frühstücksritual. Andächtig löffelten wir ungesüßten Früchtetee. Dann begann die Wanderung. Die Teilnehmer bestanden fast ausschließlich aus Frauen in mittleren Jahren. Bis auf zwei Ausnahmen waren alle stark übergewichtig. Und alle waren leidenschaftliche Köchinnen. So war es nicht verwunderlich, dass sich unsere Gespräche in der Hauptsache um Koch- und Backrezepte drehten.

Tatsächlich war das Hungergefühl nach einem Tag völlig verschwunden und tauchte auch bis zum Ende nicht mehr auf. Die vielbeschworene körperliche Leichtigkeit stellte sich ein, wobei das Gefühl noch durch gelegentlichen Schwindel verstärkt wurde.

Hunger war wie gesagt während der gesamten Fastenzeit kein Problem. Und doch bemerkte ich geradezu eine Besessenheit vom Essen. Unsere Wanderungen führten uns durch kleine Ortschaften, wo wir an Konditoreien, Restaurants, Eiscafés und Imbissen aller Art vorbeikamen.

Die Sinne waren geschärft, und so nahm ich den Geruch der Speisen besonders intensiv wahr. Ein schier unstillbares Verlangen nach Essen überkam mich, und ohne die Gruppe wäre ich schwach geworden. Auch allein auf meinem Zimmer wurde ich permanent von Visionen eingeholt. Meine Gedanken drehten sich ums Essen und ich bekam Gelüste selbst auf Dinge, die ich schon seit Ewigkeiten nicht mehr gegessen und bis dahin auch nicht vermisst hatte. Selbstredend, dass ich auch nachts vom Essen träumte. Ich konnte das Fastenbrechen kaum erwarten. Derart von den Gedanken ans Essen eingenommen, war kein Platz für spirituelle Erleuchtungserlebnisse.

Das Fastenbrechen war die Ekstase, noch nie habe ich den Geschmack eines Apfels so intensiv wahrgenommen. Dieses Empfinden hielt noch einige Tage an, und dann war wieder alles normal.

Was mich das Fasten lehrte: Hunger ist kein Problem, es ist der Appetit.

Offenbar gibt es also einen Unterschied zwischen Hunger und Appetit. Im allgemeinen Sprachgebrauch wird kaum zwischen Hunger und Appetit unterschieden. Der Duden definiert beide Begriffe als das »Verlangen, etwas zu essen«.[1] Der Hunger wird dabei als Leeregefühl in der Magengegend verortet. Der Appetit wird mit Esslust, Gelüste, Gier und Heißhunger gleichgesetzt.

Auch in der Forschung findet sich selten eine klare Trennung zwischen Hunger und Appetit. Das mag vielleicht daran liegen, dass die meisten Erkenntnisse aus Versuchen mit Tieren stammen. Da Tiere nicht verbal mitteilen können, ob sie nun aus Hunger oder aus Appetit gefressen haben, können nur indirekt aus ihrem Verhalten Schlüsse gezogen werden. Studien mit Menschen orientieren sich eher daran, was in welchen Mengen in bestimmten, meist stressigen, Situationen gegessen wurde. Es geht um Kaloriengehalt und Nährstoffzusammensetzung.

Während Appetit in der öffentlichen Wahrnehmung kaum Beachtung findet, ist Hunger allgegenwärtig. Zahlreiche Diäten werben mit dem Ausspruch »abnehmen, ohne zu hungern«. Und die Werbung zeigt eindrücklich, wie man vor Hunger zur Diva werden kann, bis ein Schokoriegel die Erlösung bringt. Keiner benennt den Appetit, und doch zielt die Werbung mit der ganzen Kunst der Verführung einzig auf den Appetit ab. Verniedlicht wird das Ganze als »der kleine Hunger«, und aus einem einfachen Schokoriegel wird die längste Praline der Welt.

Woran Diäten oder Ernährungsumstellungen letztendlich so häufig scheitern, ist nicht der Hunger, sondern vor allem der Appetit. Deshalb ist es so wichtig, hier eine klare Unterscheidung zu machen.

Hunger ist eine nüchterne Angelegenheit. Appetit ist Leidenschaft. Hunger wird in der Hauptsache körperlich wahrgenommen, als Leeregefühl im Magen. Bei stärkerem Hunger macht sich der Magen geräuschvoll bemerkbar, wir spüren seine Bewegungen, die sich bis zu Krämpfen ausweiten können. Manchmal kommen brummende Geräusche hinzu. Das liegt daran, dass im Magen fortlaufend Verdauungssäfte gebildet werden. Ist der Magen leer, werden diese durch die Magenbewegungen, die Peristaltik, hörbar. Hunger ist unmissverständlich, und wenn er stark ist, ist es uns ziemlich egal, was wir zu essen bekommen, Hauptsache Nahrung!

Manchmal stellen sich Benommenheit und Schwindel ein. Dies zeigt an, dass nicht nur der Magen leer ist, sondern dass wir dringend Energie brauchen. Genauer: das Gehirn braucht Energie, und zwar in Form von Zucker. Während das Gehirn nur 2 Prozent des Körpergewichts ausmacht, benötigt es die Hälfte der mit der Nahrung aufgenommenen Kohlenhydrate. Kohlenhydrate sind nichts anderes als aneinandergeheftete Zuckermoleküle, die sich durch Verdauungsenzyme leicht aufspalten lassen und schnell verfügbare Energie bereitstellen. Zwar ist es auch möglich, Energie durch den Abbau von Fetten zu gewinnen, doch dies ist aufwändig und passiert erst, wenn nicht genug Zucker zur Verfügung steht, zum Beispiel wenn wir Diät leben. Das erklärt, warum sich das Hüftgold so hartnäckig hält.

Kürzlich nahm ich an einem langen Laufwettbewerb teil, einem Ultramarathon. Es ging über 73 Kilometer durch den Thüringer Wald. Um so eine lange Strecke zu schaffen – ich war fast neun Stunden unterwegs – benötigt man reichlich Energie. Die Veranstalter sorgten gut für die Läufer. Etwa alle 5 Kilometer wurden Getränke und Essen bereitgestellt, meist Kohlenhydratreiches wie Bananen, Müsliriegel und Haferschleim, aber auch salzige Suppen. Bei Kilometer 35 bekam ich Hunger. Der Magen knurrte. Zum Glück sollte 2 Kilometer weiter eine Verpflegungsstelle kommen, sodass ich entspannt weiter lief. Doch ausgerechnet dort gab es nichts zu essen, sondern nur Getränke. Ich nahm eine Cola, um Zucker zu bekommen, und hoffte, die nächsten 5 Kilometer zu überstehen. Doch nach 1,5 Kilometern wurde mir schwindelig. Übelkeit stieg auf, schwarze Punkte tanzten vor meinen Augen und der Ohnmacht nahe musste ich mich übergeben. Gerade noch rechtzeitig blieb ich stehen, lehnte mich an einen Baum und fingerte ein Notfall-Gel aus meiner Seitentasche. Das sind extra für Sportler hergestellte spezielle Gele, die verschiedene Arten von Kohlenhydraten enthalten, die einerseits schnell ins Blut gehen und andererseits etwas länger anhalten als reiner Zucker. Nach 30 Sekunden ging es mir deutlich besser. Der Schwindel war weg, die Übelkeit wich. Ich hatte wieder Kraft. So schaffte ich es bis zur nächsten Verpflegungsstelle, an der ich eine etwas längere Pause machte und ausgiebig aß. In dieser Situation war es mir völlig egal, was ich zu mir nahm. Hauptsache es machte schnell satt und enthielt Energie. Appetit spielte keine Rolle.

Hunger ist urwüchsig und unmissverständlich wie ein Wildtier. Er geht aufs Ganze und greift sich alles, was bei drei nicht auf den Bäumen ist. Dagegen ist Appetit wie ein Haustier. Er ist zähmbar. Manchmal kann er sehr eindringlich sein, wie ein Kätzchen, das schnurrend um die Beine streift, herzzerreißend miaut und uns so lange mit dem Köpfchen anstupst, bis wir nachgeben und Futter bereitstellen. Dabei ist der Appetit äußerst wählerisch. So wie ein eben noch vor Hunger sterbendes Kätzchen das Futter verschmäht, wenn es nicht die richtige Marke ist, ist auch der Appetit sehr zielgerichtet. Das erklärt auch, warum der häufig geäußerte Diätratschlag, bei Appetit auf Schokolade einen Apfel zu essen, nicht weiterhilft. Zwei Äpfel später greift man dann doch meist zur Schokolade.

Appetit und Hunger dienen beide dazu, einen Mangel an Nährstoffen auszugleichen. Hunger ist dabei ziemlich simpel, es geht um Zucker fürs Gehirn und Volumen für den Magen.

Appetit zielt auf bestimmte Nährstoffe ab. Ein Schwerarbeiter bevorzugt eher Deftiges. Nach Tagen mit Fastfood kommen Gelüste auf frischen Salat auf. Nach einem Marathon hatte ich mal eine Zeit lang Appetit auf Erdnüsse, die normalerweise nicht auf meinem Ernährungsplan stehen. Offenbar enthalten Erdnüsse genau die Fette und Eiweiße, die ich zur Regeneration der Beinmuskulatur benötigt habe.

Das Ausgleichen eines Nährstoffmangels kann man auch gut bei Tieren beobachten, zum Beispiel bei Hunden, die beim Spazierengehen Gras fressen, oder bei Ziegen, die am Salzstein lecken.

Appetit hat auch etwas Verführerisches. Der Duft aus einer Konditorei, der einem das Wasser im Mund zusammenlaufen lässt, obwohl man bis dahin gar nicht ans Essen gedacht hat. Oder das gemeinsame Mahl auf der Familienfeier, das schöne Erinnerungen an alte Zeiten weckt, die mit dem Festtagsbraten verknüpft sind. Und die Schokoladenmousse zum Nachtisch, die wir essen, obwohl wir fast zu platzen drohen.

Es gibt viele Situationen, in denen wir Appetit bekommen, obwohl wir gar nicht hungrig sind. Im Idealfall fallen Hunger und Appetit zusammen. Der Magen knurrt, und wir haben eine Idee davon, was wir jetzt gerne essen würden. Ist es in ausreichender Menge verfügbar, sind wir hinterher nicht nur satt, sondern auch zufrieden.

Anders ist es bei Krankheit. Wenn wir mit Fieber im Bett liegen, haben wir meist keinen Appetit. Und auch der Hunger bleibt länger als üblich aus. Der Körper benötigt jetzt seine ganze Kraft, um die Krankheit zu bekämpfen, da stört übermäßige Verdauungstätigkeit nur. Nährstoffe brauchen wir trotzdem, deshalb empfiehlt sich die berühmte Hühnerbrühe, denn sie ist leicht verdaulich, liefert Salz und etwas Fett. Verweigern wir aus Appetitlosigkeit diese banale Mahlzeit, fängt irgendwann doch der Magen an zu knurren, uns wird schlecht, und wir fühlen uns noch schwächer. Schließlich zwingen wir uns doch, eine Kleinigkeit zu essen, doch ohne Appetit. Aber trotzdem geht es uns kurz darauf besser. Der Appetit ist also eine durchaus verzwickte Angelegenheit. Daher habe ich ihn intensiver unter die Lupe genommen.

Appetit verstehen

WIE DAS UMFELD DEN APPETIT FRÜH PRÄGT

Wir alle haben Vorlieben für bestimmte Nahrungsmittel, die unseren Appetit anregen. Unsere Essensvorlieben werden durch eine Vielzahl von Faktoren beeinflusst. Dazu gehören der Kulturkreis, in dem wir aufwachsen, die Ernährungsvorlieben in der Familie und die Gene.

Die Prägung der Geschmacksvorlieben beginnt jedoch nicht erst mit der Geburt. Das Geschmackssystem entwickelt sich beim Fetus bereits im Frühstadium der Schwangerschaft.

DIE SCHWANGERSCHAFT

»Schon wieder Knoblauch!« Auch wenn Linus mit seinen ungeborenen vier Monaten noch keinen Begriff für diesen eigenartigen Geschmack hat, bemerkt er doch die Veränderung.

Nach der Zeugung hatten sich Linus' Zellen fleißig vermehrt, und inzwischen schwimmt er, vollständig von der Fruchtblase umhüllt, in einem Meer aus nährendem Fruchtwasser. Bereits im zweiten Lebensmonat hat sich seine Zunge mit den Geschmacksknospen ausgebildet und ab dem dritten Monat kann Linus den Geschmack des Fruchtwassers wahrnehmen.

Das Fruchtwasser besteht hauptsächlich tatsächlich aus Wasser. Die Kohlenhydrate sorgen für einen süßen Geschmack, Mineralstoffe geben eine leicht salzige Note. Daneben finden sich Eiweiße und Fette sowie abgeschilferte Zellen und Ausscheidungsprodukte des Fetus im Fruchtwasser. Letztere sind nicht bedenklich, da das Fruchtwasser etwa alle drei Stunden vollständig ausgetauscht wird.

Die Ernährung des ungeborenen Kindes erfolgt zum einen indirekt durch das mütterliche Blut über Plazenta und Nabelschnur, zum anderen durch das Fruchtwasser, das in der Eihaut gebildet wird. Um das Kind vor Schadstoffen der Mutter zu schützen, zum Beispiel Entzündungszellen bei Infektionen, hat es die Natur so eingerichtet, dass über die Plazentaschranke beide Blutkreisläufe getrennt sind.

Passieren im mütterlichen Blut gelöste Aromastoffe die Plazentaschranke, zum Beispiel nach dem Genuss von Knoblauch, kommt es zu einer geschmacklichen Veränderung des Fruchtwassers. Hat die Mutter eine Vorliebe für griechisches Essen, gewöhnt sich das Kind bereits im Mutterleib daran. Die Chancen stehen gut, dass das Kind später ebenfalls gerne zum Griechen geht.[2]

Ob Linus später die Vorliebe seiner Mutter für stark gewürzte Speisen teilen wird, was für die Prägung im Mutterleib spräche, oder ob die Gene seines knoblauchhassenden Vaters das Rennen machen werden, bleibt allerdings abzuwarten.

DIE GEBURT

Die nächste Weichenstellung folgt bei der Geburt. Im Rahmen des natürlichen Geburtsvorgangs kommt das Kind mit den mütterlichen Bakterien aus ihrer Vagina und ihrem After in Kontakt. Diese mütterlichen Bakterien besiedeln den bis dahin sterilen kindlichen Darm und sind somit entscheidend für die Entwicklung seiner Darmflora. Besonders hervorzuheben sind die nützlichen Milchsäurebakterien.

Per Kaiserschnitt geborenen Kindern entgeht der mütterliche Bakteriencocktail. Dennoch entwickeln natürlich auch diese Kinder eine Darmflora, die allerdings eher durch die erstversorgenden Ärzte und Hebammen übertragen wird. Was das für langfristige Folgen hat, wird momentan noch intensiv beforscht.

Bekannt ist allerdings: Auch die Zusammensetzung der Darmbakterien hat einen Einfluss auf den Appetit, da Darmbakterien aktiv am Stoffwechsel mitwirken. Da den Darmbakterien in diesem Buch ein eigenes Kapitel gewidmet ist, machen wir an dieser Stelle einen Sprung zum nächsten Faktor, der den Appetit beeinflusst.

DIE STILLZEIT

Ist Linus auf der Welt, wird er im Idealfall gleich an die Brust der Mutter gelegt, um in den Genuss der Vormilch, des Kolostrums, zu kommen. Diese erste Milch ist eiweißhaltiger als die spätere Brustmilch und enthält weitere wichtige Nährstoffe und Vitamine in konzentrierter Form. Auch für das noch unausgebildete kindliche Immunsystem liefert das Kolostrum mit mütterlichen Antikörpern einen gewissen Schutz vor Infektionen. Dieses Wissen ist jedoch recht neu. In vielen Kulturen glaubte man lange Zeit, die dickflüssige Muttermilch der ersten Tage sei für den Säugling schädlich. Es sind alte vedische Texte vor 1000 v. Chr. überliefert, in denen empfohlen wird, anstelle der ersten Muttermilch nach der Geburt eine Mischung aus Honig, Butterschmalz, Pflanzensaft und Goldstaub zu füttern.[3] Und auch in Europa hielt sich bis in das späte Mittelalter der Aberglaube, das Kolostrum sei schädlich für das Neugeborene. Es wurde daher in den ersten Tagen von anderen Müttern oder Ammen gestillt. Als Ersatz dienten aber auch Honig, Sirup, Butter oder sogar gesüßter Wein! Erbrach der Säugling anschließend, wurde es als Zeichen eines notwendigen Reinigungsvorgangs interpretiert.[4]

DIE KULTURELLE MEINUNG ZUR MUTTERMILCH IM WANDEL DER ZEIT

Die Muttermilch galt bis in die Neuzeit in allen Kulturen als wichtigste und einzige Nahrungsquelle der ersten Lebensmonate. Allerdings gab es immer schon Versuche, Alternativen zu finden, zum Beispiel, wenn die Mutter nicht genug Milch hatte oder krank war. Wo sich keine Amme fand, kam als Ersatz Tiermilch zum Einsatz. Archäologen fanden Trinkhörner mit Resten von Tiermilch, die sie in die Jungsteinzeit um 4000 v. Chr. datieren konnten.[3]
Mit der Industrialisierung in der Mitte des 19. Jahrhunderts kam es zum Wandel in den Familien. Bis dahin arbeiteten die Frauen vor allem zu Hause und auf dem Feld, wo sie ihre Kinder problemlos stillen konnten. Nun wurde ihre Arbeitskraft zunehmend in den Fabriken benötigt. Doch auch in Erntezeiten wurde es immer schwieriger,

Stillen und Arbeiten in Einklang zu bringen. Stillen war nun in einigen Landstrichen verpönt. Mütter, die zu Hause blieben und sich allein um die Kinder kümmerten, galten mitunter als faul.
Wo die Frauen als Arbeitskräfte benötigt wurden, kamen Kuhmilch, Ziegenmilch, Mehlbrei und Brotsuppe zum Einsatz. Erst gegen Ende des 19. Jahrhunderts wurden nicht gestillte Neugeborene in Deutschland mit abgekochter Kuhmilch gefüttert, die mit Wasser, Fencheltee oder Haferschleim verdünnt und mit Milchzucker versetzt wurde, teilweise auch mit Natron. Obwohl bereits damals deutlich wurde, dass bei nichtgestillten Säuglingen die Sterblichkeit erheblich höher war, wurde aus ökonomischen Gründen dennoch darauf verzichtet. Die Sterblichkeit rührte zum einen aus der unzureichenden Nährstoffzusammensetzung der Ersatzmilch, zum anderen aus mangelnder Hygiene, zumal die Trinkbehälter nicht regelmäßig gereinigt wurden und einen idealen Nährboden für Krankheitskeime bildeten. Da allerdings auch durch das Stillen Krankheitserreger auf das Kind übertragen werden konnten, wurde schließlich Anfang des 20. Jahrhunderts intensiv daran gearbeitet, eine möglichst vollwertige Ersatzmilch herzustellen. Letztendlich war die Ersatzmilch aber erst für die Zeit nach dem Stillen als Folgenahrung geeignet.
Mit der Ideologie des Nationalsozialismus wurde das Stillen quasi zur Staatsreligion erhoben. Hierdurch wurde der Mutter-Mythos aufrechterhalten, der die Aufgabe der Frau allein im Gebären und der Aufzucht neuer Generationen sah. Der Muttermythos ist jedoch keine Erfindung der Nazis, sondern geht auf den französischen Philosophen der Aufklärung Jean-Jacques Rousseau zurück, der im 18. Jahrhundert propagierte, dass Frauen nur als Mütter wirklich vollkommen seien. Mussten sie bis dato kurz nach der Niederkunft wieder auf dem Feld arbeiten, erfuhren sie nun eine Entlastung, da ihre Aufgabe allein auf der Erziehung des Kindes lag.
In der Nachkriegszeit wurde versucht, die Ersatzmilch für das erste Lebensjahr immer mehr der Muttermilch anzugleichen. Schlagworte waren »humanisiert« und »adaptiert«. Tatsächlich gab es nun erstmals einen unbedenklichen Ersatz für die Muttermilch.

Es war die Zeit der Babyboomer in den 1960er- und 1970er-Jahren, die einen Wandel einläutete. Die Babynahrungsindustrie bewarb die Vorteile der Flaschennahrung und spielte dabei dem Zeitgeist entsprechend auf die Selbstbestimmung der Frau und eine makellose Figur an. Und schließlich erlaubte es die Flaschennahrung auch den Vätern, sich aktiv an der Säuglingspflege zu beteiligen.
Anfang der 1980er-Jahre kam es dann erneut zu einem Umdenken. Die gesundheitlichen Vorteile der Muttermilch für das Immunsystem des Kindes rückten nun in den Vordergrund.
Die Industrie versuchte daraufhin, die Zusammensetzung der Flaschennahrung noch mehr der Muttermilch anzugleichen, was nahezu gelang. Die Standards sind mittlerweile so hoch, dass auch allein durch die Flasche gefütterte Kinder sich optimal entwickeln können.[5]
Dennoch scheint die Fütterung mit Muttermilch langfristig schützende Effekte gegen Diabetes mellitus, Übergewicht, Fettstoffwechselstörungen und Allergien zu haben.[6] Es wird vermutet, dass die Muttermilch besondere Eiweißverbindungen und Fettsäuren enthält, die der Fertignahrung fehlen.

Es gibt sicherlich medizinische und persönliche Gründe dafür, warum nicht jede Mutter stillen kann. Sofern keine zwingenden Hindernisse vorliegen, ist das Stillen zu empfehlen, da es auch für die Appetitregulation eine Rolle spielt, ob wir gestillt oder mit der Flasche ernährt worden sind. Brustkinder beenden das Trinken in der Regel, wenn sie satt sind, während Flaschenkinder oft mehr trinken, als sie benötigen. Hierfür gibt es mehrere Gründe. Mit der größeren Saugöffnung ist es für die Säuglinge weniger anstrengend, aus der Flasche zu trinken. Möglicherweise spielt auch die unbewusste Animation der Mütter, die Flasche leer zu trinken, eine Rolle.

In der Stillzeit werden die Geschmacksvorlieben des Kindes nachweislich durch die Ernährung der Mutter beeinflusst, da Aromen der Nahrung in die Muttermilch übergehen. Bereits bekannter Geschmack von Lebensmitteln wird nach dem Abstillen bereitwilliger akzeptiert. Isst Linus Mutter also auch während der Stillzeit regelmäßig Knoblauch, bestehen gute

Chancen, dass Linus den Geschmack später mögen oder zumindest tolerieren wird.

Anders als Muttermilch ist der Geschmack von Fertignahrung, zumindest desselben Herstellers, stets gleich. Auch die Fertignahrung kann das kindliche Geschmacksempfinden prägen. In den 1970er-Jahren enthielt die Fertigmilch in Deutschland Vanillin als Geschmacksverstärker. Dessen Auswirkungen wurden kürzlich in einer Studie an heute über 40-jährigen Testpersonen untersucht. Sie wurden gebeten, zwei Sorten Ketchup geschmacklich zu bewerten. Was sie nicht wussten: Eine Sorte Ketchup war mit Vanillin in derselben Konzentration wie damals in der Babynahrung aromatisiert. Es stellte sich heraus, das zwei Drittel der ehemaligen Flaschenkinder den Ketchup mit Vanillezusatz bevorzugten, aber nur 30 Prozent der ehemaligen Stillkinder.[7]

Der Zusatz von Vanille hat übrigens eine lange Tradition. Bereits in den 1940er-Jahren erkannte eine Oberschwester des Kinderkrankenhauses in Philadelphia die Vorzüge der Aromatisierung des Babybreis. Um schlechte Esser zu locken, versetzte sie den Brei mit Vanilleextrakt.

DIE FRÜHE KINDHEIT

Immer wieder wird empfohlen, Säuglinge mindestens sechs Monate lang ausschließlich zu stillen. Warum gerade sechs Monate, ist nicht ganz klar. Die meisten Mütter halten das jedoch nicht durch, sei es, weil das Kind bereits zahnt, sei es aus praktischen Gründen. Es spricht nichts dagegen, bereits früher mit dem Zufüttern von Breikost zu beginnen, im Gegenteil. Die Kinderärztin Dr. Lucy Cooke aus London machte hierzu eine wichtige Entdeckung: Sie fand heraus, dass es offenbar ein »Geschmacksfenster« im vierten bis siebten Lebensmonat gibt, in dem die Babys offener gegenüber fremden Geschmäckern sind. Werden Kindern in diesem Alter immer wieder Gemüsebreis angeboten, reichen bereits wenige Versuche, bis das Kind sich an den Geschmack gewöhnt hat. Der Geschmack wird dann auch langfristig akzeptiert. Dr. Cooke ermutigt geradezu dazu, die Kinder statt an süß schmeckendes Gemüse wie Möhren an Bitteres wie Spinat und Brokkoli zu gewöhnen.[8]

Leider schließt sich das Zeitfenster nach dem siebten Lebensmonat wieder, das Kind fremdelt nicht nur gegenüber Menschen, sondern auch gegenüber unbekannten Geschmäckern. Akzeptiert wird nur noch, was bekannt ist. Da ist es nicht schlecht, wenn sich Spinat und Brokkoli schon mal im Bekanntenkreis befinden.

Das heißt jedoch nicht, dass mit sieben Monaten alle Chancen unwiederbringlich vertan sind. Es wird nur etwas schwieriger und dauert mitunter sehr lange, bis sich Kinder an unvertraute Geschmacksrichtungen gewöhnen.

In Deutschland wird in der Regel zwischen dem fünften und dem siebten Lebensmonat mit dem Zufüttern von Brei begonnen. Das hat nicht zuletzt auch physische Gründe. Zu diesem Zeitpunkt ist das Kind in der Lage, mit der Zunge nicht mehr nur Saugbewegungen durchzuführen, sondern die Nahrung nach hinten zu schieben und zu schlucken.

Babybrei in allen Geschmacksrichtungen füllt mittlerweile ganze Regale der Supermärkte. Auch hier bestehen hohe Standards hinsichtlich der Hygiene und der Zusammensetzung. Auf Farbstoffe oder Geschmacksverstärker wird weitgehend verzichtet. Babygläschen gibt es mittlerweile in allen möglichen Variationen von Spaghetti Bolognese bis Birne Helene. Die Aufmachung wirkt sehr appetitanregend, vor allem für die Eltern.

Vor einigen Jahren habe ich anlässlich einer Kieferoperation mal zu Babygläschen gegriffen und war am Ende enttäuscht. Die Sorte Birne Helene erzeugte in mir die Erwartung an ein köstliches Dessert, war dann aber eher neutral im Geschmack. Es fehlte der Zucker. Ein einfacher Schokopudding wäre geschmacklich eindeutig besser gewesen. Aber wer weiß, meine Zähne haben es mir vielleicht gedankt. Anschließend probierte ich Spaghetti Bolognese, was auch kein Genuss war, da man offenbar vergessen hatte, Salz beizufügen. Ich tröstete mich damit, dass Säuglinge zumindest vor Überzuckerung und Salzhunger bewahrt werden sollten, was ja prinzipiell gut ist.

Ich habe mal dabei zugesehen, wie eine junge Mutter Gemüse, das sie im 30 Kilometer entfernten Bioladen gekauft hatte, eine halbe Stunde lang schälte, um es anschließend mit stillem Wasser eines italienischen Herstellers vorsichtig zu dünsten, nicht zu kochen, damit die Vitamine nicht kaputt gehen. Anschließend pürierte sie das Ganze und ließ es eine

Stunde abkühlen. Nach einigen Löffeln hatte das Kind genug. Der übrige Brei landete im Magen der Mutter.

Vor diesem Hintergrund ist es verständlich, wenn viele Mütter zur Fertignahrung greifen. Trotzdem ist zu vermuten, dass die alleinige frühkindliche Ernährung durch Gläschennahrung eine Vorliebe für Fertigprodukte prägt. Daher zahlt es sich am Ende aus, wenn wir uns zumindest ab und zu die Zeit nehmen, den Brei selbst zuzubereiten. Denn dadurch lernt das Kind den ursprünglichen Geschmack der Nahrungsmittel kennen, es merkt, dass ein Möhrenbrei mal süß und mal etwas bitterer schmeckt und dass sich ein selbst gemachter Kartoffelbrei immer wieder anders auf der Zunge anfühlt. Man kann annehmen, dass das Kind dadurch später Gemüse gegenüber nicht ganz so abgeneigt sein wird wie mit Fertignahrung gefütterte Kinder.

Doch wie verhält es sich, wenn man kleine Kinder frei entscheiden lässt, was sie essen? Dieser Frage ging die amerikanische Kinderärztin Clara Marie Davis 1926 im Mt. Sinai Hospital in Cleveland nach. Sie wählte meist verwaiste Kinder im Alter zwischen sechs und elf Monaten aus, die bis dahin noch keine feste Nahrung erhalten hatten. Unter Klinikbedingungen konnten die Kinder frei zwischen 34 Nahrungsmitteln wählen, die ihnen von Pflegerinnen angeboten wurden. Die Pflegerinnen waren dabei dazu angehalten, sich völlig neutral zu verhalten. Bereits nach wenigen Tagen zeigten die Kinder eine persönliche Präferenz für bestimmte Lebensmittel. Phasenweise ernährten sich einige Kinder recht einseitig. Letztendlich stellte sich aber heraus, dass sich über die Zeit alle Kinder ausgewogen ernährten. Kein Kind wies Mangelerscheinungen auf. Alle entwickelten sich gut und hatten ein normales Körpergewicht.[9] Interessanterweise ergaben sich erstaunliche Parallelen zu den Empfehlungen heutiger Ernährungsberater: Durchschnittlich wurden 17 Prozent der Kalorien in Form von Eiweiß, 35 Prozent in Form von Fett und 48 Prozent in Form von Kohlenhydraten aufgenommen.

Diese bahnbrechende Studie verleitete leider zu allerhand Fehlinterpretationen, die sich auch heute noch hartnäckig in Fachkreisen halten. Demnach sei es opportun, die Kinder frei wählen zu lassen, da sie intuitiv schon das Richtige essen würden. Tatsächlich kann die Studie einige Sorgen der Eltern zerstreuen, deren kleine Kinder phasenweise nur sehr eingeschränkt essen. Das bedeutet jedoch keinen Freifahrtschein, sich als Eltern völlig aus der Ernährung der Kinder herauszuhalten.

Zwar aßen die Versuchskinder von Dr. Davis intuitiv das Richtige. Allerdings hat Dr. Davis selbst bemerkt, dass es sich bei den 34 Lebensmitteln durchweg um gesunde Lebensmittel handelte, und dass letztendlich die Auswahl der Lebensmittel immer zu einer hinsichtlich der Nährstoffe ausgewogenen Ernährung geführt hätte.

Davis selbst vermutete, dass es sich anders verhalten hätte, wenn man die Liste der zur Verfügung stehenden Nahrungsmittel um Süßigkeiten, Salzgebäck und Fertigmahlzeiten erweitert hätte. Im Rahmen ihrer Untersuchung hatte sich bereits gezeigt, dass von den 34 zur Auswahl stehenden Lebensmitteln die süßesten am beliebtesten waren.

Eine Studie mit erweiterter Lebensmittelliste konnte sie aufgrund der anbrechenden Weltwirtschaftskrise leider nicht mehr durchführen, da die Fördergelder gestrichen wurden.

Dennoch ermahnte sie Eltern und Erzieher, die Auswahl der Lebensmittel nicht allein den Kindern zu überlassen. Es liege in der Verantwortung der Eltern, den Kindern gesunde Lebensmittel anzubieten.

Aus ethischen Gründen lässt sich so ein Experiment heute nicht mehr durchführen. Es bleibt jedoch zu vermuten, dass es heute zu abweichenden Ergebnissen kommen würde, wenn man die Kinder aus der heute üblichen Kindernahrung wählen ließe. Die Industrie hat die Vorliebe für Süßes längst erkannt. Eine Vielzahl der heutigen Lebensmittel kommt in der Natur gar nicht vor, sodass zu befürchten ist, dass die Kontrollmechanismen des Körpers nicht mehr greifen. Warum sollte ein Säugling anders entscheiden als ein Erwachsener, und die Karotte dem Schokoladenpudding vorziehen?

DIE ERNÄHRUNG IM ELTERNHAUS

In den folgenden Lebensjahren spielt die Ernährung im Elternhaus weiterhin eine wichtige Rolle für die Geschmacksprägung. Wird zu Hause regelmäßig frische Nahrung zubereitet und möglichst auf Zusatzstoffe verzichtet? Wird eine bestimmte Ernährungsform gewählt, zum Beispiel vegetarisch, vegan oder gar makrobiotisch? Oder kommen hauptsächlich Fertiggerichte auf den Tisch? Fertiggerichte bestechen dadurch, dass sie schnell zubereitet sind. Und schmecken. Zumindest den meisten. Denn bis ein Fertiggericht auf den Markt kommt, ist es ein weiter Weg, das weiß ich aus eigener Erfahrung.

Alle paar Monate wurde meinen Eltern und mir ein Karton mit Konservendosen nach Hause geliefert. Wir waren Testesser einer berühmten Konservenfabrik. Bei uns wurde normalerweise jeden Tag frisch gekocht. Umso spannender fand ich es, mal aus der Dose zu essen. Meist sollten zwei Variationen eines Gerichts mithilfe eines Fragebogens miteinander verglichen werden. Doch bevor wir den ersten Bissen zu uns nehmen durften, sollten wir zunächst beurteilen, welche Variation besser aussah. Dann folgte die Geruchsprobe. Neben dem Geschmack wurden auch Konsistenz und Mundgefühl abgefragt. Am Ende sollten wir entscheiden, welche Sorte insgesamt besser abgeschnitten hatte. Im Nachhinein habe ich mich gefragt, ob ich als Kind mit für den Geschmack von Dosenravioli, wie wir sie kennen, verantwortlich war.

Doch der Geschmack der Mehrheit, der in solchen aufwändigen Tests in die Fertiggerichte fließt, setzt dem Ganzen auch Grenzen. Als Studentin hatte ich nur eine Herdplatte zur Verfügung und habe daher auch ab und zu zur Dose gegriffen. Doch mein Geschmacksinn war so geprägt, dass mir das Fertiggericht zu fad war. Also verfeinerte ich die Gerichte mit Knoblauch und Chili.

Andererseits liegt der Vorteil des Einheitsgeschmacks von Fertiggerichten auf der Hand. Der durchschnittliche Konsument kann sich sicher sein, dass es ihm schmeckt und ist vor unliebsamen Geschmackserlebnissen gefeit. Der Burger schmeckt in Paris genauso wie in Moskau. Doch der ständige Verzehr von Fertiggerichten lässt den Geschmacksinn verkümmern, und der Geschmack von Fertiggerichten wird schließlich als normal empfunden. Kommt dann ein selbstgekochtes Gericht auf den Tisch, ist es nicht süß genug, zu bitter oder zu lasch.

Für die weitere Entwicklung des Geschmackssinns und des Essverhaltens ist im Wesentlichen die übliche Ernährungsform zu Hause entscheidend. Wann und wie oft wird gegessen? Wird zusammen gegessen? Welches ist die Hauptmahlzeit des Tages?

Letzteres ist zumeist kulturabhängig. In Deutschland war lange Zeit ein belegtes Brot zum Frühstück üblich. In den 1970er-Jahren kamen dann Frühstücksflocken und später, vor allem bei Gesundheitsbewussten, Müsli auf. In Deutschland wird das Frühstück immer noch als die wichtigste Mahlzeit des Tages propagiert. Ganz anders in mediterranen Ländern, wo man ohne Probleme auf das Frühstück verzichten kann, dafür aber das Abendessen zelebriert. In Osteuropa, Russland und Asien isst man zum Frühstück gerne warm, meist Suppe, in Asien eher leicht und würzig, in Russland schon mal herzhaft mit Fleisch und Kartoffeln.

Neben generellen Ernährungsgewohnheiten zu Hause und dem Kulturkreis spielt auch die Erziehung eine wichtige Rolle. Immer wieder wundere ich mich, wenn Mütter ihren Babys bei jeder Gelegenheit Kekse in die Hand drücken. Am Ende landet das meiste im Gesicht und auf der Kleidung des Kindes. Doch warum tun die Mütter das, obwohl die Kinder offensichtlich gar keinen Hunger haben? Wahrscheinlich, um sie abzulenken, zu beruhigen und zu beschäftigen. Das Quengeln des Kindes wird häufig als Hunger fehlgedeutet. Doch Babys quengeln aus den unterschiedlichsten Gründen. Oft sind sie einfach nur müde oder gelangweilt oder sie wollen Aufmerksamkeit. Wird das Quengeln mit Essbarem beantwortet, womöglich mit etwas Süßem, lernt das Kind, noch bevor alle Milchzähne durchgebrochen sind, dass Essen tröstet, gegen Langeweile hilft und beruhigt. Gesundheitsbewusste Eltern bieten den Kindern statt Keksen gerne Brötchen an. Dadurch wird zumindest der Belohnungseffekt durch die fehlende Süße gemindert. Aber auch hier lernt das Kind, Essen gegen Langeweile und als Trost einzusetzen.

Forscher[10] konnten den Zusammenhang zwischen Essgewohnheiten in der frühen Kindheit und späterem Übergewicht belegen. Entscheidend war dabei, so früh wie möglich mit gesunden Gewohnheiten zu beginnen. In zwei Studien[11] erhielten Eltern eine besondere Schulung zur Ernährung ihrer Kinder. Das Ergebnis überraschte: Kam die Schulung zur Anwendung, wenn die Kinder drei Jahre und älter waren, ergab sich hinsichtlich der Gewichtsentwicklung kein Unterschied zu den Kindern, deren Eltern nicht geschult worden waren. Anders verhielt es sich mit den Kindern, deren Eltern bereits kurz nach der Geburt geschult worden waren. Deren Kinder entwickelten seltener Übergewicht als die Kinder ungeschulter Eltern.

Es zahlt sich also aus, wenn Eltern ihr Baby möglichst nur dann füttern, wenn es wirklich Hunger hat, und ein feines Gespür für die wirklichen Bedürfnisse des Kindes entwickeln, die sie dann gezielt befriedigen. Es lohnt sich, achtsam zu sein. Denn im Laufe der Kindheit erworbene Gewohnheiten, zum Beispiel regelmäßig Süßigkeiten und Knabbereien vor dem Fernseher zu essen, sind später schwer zu durchbrechen und werden oft ein Leben lang beibehalten.

DIE PUBERTÄT UND DIE MACHT DER PEERGROUP

Mit Beginn meiner Pubertät eröffneten in meiner Heimatstadt zwei bekannte amerikanische Fastfoodketten, die bis heute in ewiger Konkurrenz stehen. Damit tat sich ein neuer Geschmackshorizont auf, denn statt Bratwurst, Hähnchen oder Schaschlik waren jetzt Burger angesagt. Es galt als Bekenntnis zur Zugehörigkeit der Peergroup, für welche Kette man sich entschied. Auch wenn ich das würzige und knusprige Gyros beim Griechen den weichen und eher faden Burgern vorzog, begleitete ich meine Schulfreunde zum Burger-Bräter, allein, um dazuzugehören. Meist begnügte ich mich dort mit einer großen Portion Pommes oder einem Milchshake. Die Jungs veranstalteten hingegen regelmäßig einen Wettbewerb, wer am meisten Burger verdrücken konnte. Und sie waren alle schlank.

Trafen wir uns abends, wurden tütenweise Chips verzehrt. Dazu reichlich Cola, denn wir waren noch nicht alt genug, um Alkohol zu trinken.

Da es bei uns zu Hause nur selten Chips oder Cola gab, meist wenn wir Besuch bekamen, war das für mich ein typisches Jugendlichen-Essen. Und das hob uns Jugendliche schon mal von den Erwachsenen ab, die sich um eine gesunde Ernährung bemühten.

Die Jugend ist eine Zeit des Aufruhrs. Es geht darum, seine Autonomie zu entwickeln. Gleichzeitig ist man in dem Alter noch von seinen Eltern abhängig, was das Ganze nicht immer einfach macht.

Ein beliebter Kampfplatz im Streben um Autonomie ist das Essen. Das gesunde und frisch zubereitete Essen zu Hause ist plötzlich verpönt, Fastfood ist cool. Meist haben Jugendliche mehr Taschengeld zur Verfügung, das in Fastfood, Chips und Süßigkeiten investiert wird.

Doch einige Jugendliche schließen sich auch zu einer Peergroup zusammen, die sich über ihre Ernährung vom Mainstream abhebt, und das Essen als wichtigen Bestandteil einer Ideologie sieht. Sie hinterlassen ratlose Eltern, die sich plötzlich damit konfrontiert sehen, das Familienessen vegan zu gestalten, was insbesondere an Festtagen, an denen traditionell eher fleischlastig gegessen wird, zur Herausforderung wird. Selbst mit viel Wohlwollen bleiben Missverständnisse nicht aus, wie folgender Dialog zwischen Tochter und Mutter illustriert: »Ich bin jetzt Vegetarierin.« – »Macht ja nichts, aber ein Würstchen kannst du doch essen, oder?«

Im schlimmsten Fall wird das Essen ganz eingestellt. Essstörungen, vor allem Magersucht, manifestieren sich typischerweise in der frühen Pubertät. Am Beginn steht häufig eine Diät, denn mit der Pubertät wird das Bewusstsein für den eigenen Körper präsenter. Ehemals eher dünne Mädchen bekommen weibliche Rundungen, was für Irritationen sorgen kann. Mädchen nehmen hormonell bedingt in der Pubertät schneller zu als Jungen, die mit ihrem finalen Wachstumsschub Unmengen essen können, ohne dass es ansetzt.

In der Regel arrangieren sich die Mädchen damit. Doch einige entwickeln eine Essstörung. Meist steckt eine seelische Notlage dahinter. Die Essstörung ist dann nur das äußerlich sichtbare Symptom. Daher wirkt der elterliche Rat: »Nun iss halt was!« auch nicht, denn dadurch fühlt sich die Betroffene in ihrer Not nicht wahrgenommen. Vielmehr avanciert das Essen zunehmend zu einem Machtkampf, den keiner gewinnen kann. Die Lösung besteht darin, mit professioneller Hilfe und viel Geduld die zugrunde liegende seelische Störung zu ergründen und zu bearbeiten.

MACHT UNS UNSER APPETIT IMMER DICKER?

In den letzten Jahren ist es hinsichtlich der Entwicklung von Übergewicht in der Kindheit und Jugend zu einem Wandel gekommen. Dies hat auch zu einer veränderten Wahrnehmung geführt. Was außergewöhnlich ist, fällt auf. Was häufig ist, erscheint normal.

Während meiner Kindheit gab es in einer Schulklasse mit 30 Schülern meist nur ein bis zwei dicke Kinder. Heutzutage würden diese dicken Kinder vermutlich gar nicht mehr auffallen, denn sie waren nicht wirklich dick, eher pummelig. An meinem Gymnasium mit etwa 400 Schülern gab es nur einen einzigen Jungen, der außergewöhnlich dick war. Auch während meines Medizinstudiums in den 1990er-Jahren hatte ich so gut wie keine dicken Kommilitonen. Als ich in den 2000er-Jahren selbst an einer süddeutschen Universität Medizinstudenten unterrichtete, fielen mir die vielen pummeligen Studenten auf, die im Schnitt nur zehn Jahre jünger als ich waren. Zunächst vermutete ich, es läge an der deftigen Kost und dem fränkischen Bier, doch zurück in Norddeutschland machte ich eine ähnliche Beobachtung.

Diese Beobachtung spiegelt sich in epidemiologischen Untersuchungen wider. Bis Anfang der 1980er-Jahre war der Anteil übergewichtiger Kinder und Jugendlicher gemessen an der Altersgruppe gering und relativ konstant. Danach kam es zu einem sprunghaften Anstieg, in den USA hatte sich Anfang der 1990er-Jahre der Anteil übergewichtiger Kinder verdoppelt. Eine ähnliche Entwicklung wird auch in Europa verzeichnet.[12]

Das Interessante: Die generelle Gewichtszunahme, die alle Altersstufen betrifft, hat mittlerweile offenbar zu einer veränderten Bewertung geführt. Eine Freundin, Mutter von zwei halbwüchsigen Kindern, berichtete neulich, dass pummelige Kinder im Schulalter zum normalen Bild gehören. Mehr noch: Ihre pubertierende Tochter erzählte, die pummeligen Jungs seien unter den Teenagern besonders angesagt. Und wie eine Studie belegt, hat sich mittlerweile auch die Selbstwahrnehmung bezüglich des Körpergewichts verändert. Im Zeitraum von 1988 bis 1994 schätzten Jugendliche ihr Gewicht realistischer ein als die nächste Generation, die im Zeitraum von 2007 bis 2012 untersucht wurden. Letztere nahmen sich deutlich schlanker wahr, als sie in Wirklichkeit waren.[13]

Allerdings sind nicht alle Kinder und Jugendlichen gleichermaßen betroffen. Während die Kinder im mittleren Gewichtsbereich im Laufe der Entwicklung hinsichtlich der Gewichtsperzentile gleich bleiben, werden vor allem die Kinder, die immer schon im oberen Bereich lagen, mit zunehmendem Alter immer schwerer. Offenbar haben diese Kinder von vornherein einen größeren Appetit als die schlanken Kinder, und fatalerweise scheint bei Ihnen mit der Körpergröße auch der Appetit auf immer größere Portionen zu wachsen. Als Ursache für die enorme Gewichtszunahme der letzten Jahrzehnte wird neben Bewegungsmangel vor allem das zunehmende Überangebot an energiedichten und aromatisierten Nahrungsmitteln angenommen, die direkt am Belohnungssystem wirken und so den Appetit steigern.

DIE SACHE MIT DEM GESCHMACK

Percys Schnurren drang in meine Träume. Ihre Schnurrhaare kitzelten meine Wange. Als sie auch noch anfing, meine Stirn mit ihrer rauen Zunge abzulecken, stand ich seufzend auf. Es war 5:00 Uhr am Morgen, und die Nacht war vorbei.

Auf dem Weg in die Küche tänzelte Percy um meine Beine. Ab und zu stieß sie ein forderndes Mrrurr aus. Meine kleine Katze hatte Hunger.

Kaum hatte ich den Napf gefüllt, stürzte sie sich darauf – um kurz darauf mit krauser Nase zurückzuweichen. Ihr Blick sprach Bände. Wie konnte ich nur? Das neue Futter, immerhin Testsieger bei Stiftung Warentest, war bei meiner Katze eindeutig durchgefallen.

Appetit und Geschmack gehören zusammen. Der Hunger muss schon sehr groß sein, damit wir etwas essen, auf das wir keinen Appetit haben. Nur in größter Not essen wir Dinge, die uns eigentlich nicht schmecken. Da hilft es auch nicht, das Essen ansprechend anzurichten, im Gegenteil, die Enttäuschung ist dann umso größer.

Vor Kurzem unternahm ich eine Reise nach Kuba. Wir gingen in die besten Restaurants des Landes, doch das konnte nicht über den allgegenwärtigen Mangel hinwegtäuschen. Der tägliche Speiseplan bestand im Wesentlichen aus schwarzen Bohnen, Reis, Hühnchen und Weißkohl. Salz war das einzige Gewürz, das unbegrenzt zur Verfügung stand. Regelmäßig stritten wir uns um die letzten Tropfen Olivenöl, um den Weißkohl bekömmlicher zu machen. Die gastfreundlichen Kubaner gaben sich wirklich alle erdenkliche Mühe, das Essen für uns zu einem angenehmen Erlebnis zu machen. Doch Silberbesteck, Stoffservierten und eine ansprechende Tischdekoration konnten den fehlenden Geschmack nicht wettmachen. Der erste Bissen war jedes Mal eine Enttäuschung.

In Kuba machte ich die Erfahrung, aus nur einem einzigen Grund zu essen: um satt zu werden. Es machte keinen Spaß. Zum Glück war ein anderer Rohstoff in diesem wunderschönen Land reichlich vorhanden: Zuckerrohr. Der daraus hergestellte Rum half ein wenig über den Essensfrust hinweg.

Das Wechselspiel zwischen Appetit und der Wahrnehmung des Geschmacks hilft uns dabei, die Nahrungsmittel zu wählen, die wir benötigen, um unseren Körper mit allen wichtigen Nährstoffen zu versorgen. Zudem hilft es dabei, Genießbares von Ungenießbarem zu unterscheiden. In allen Kulturen gibt es eine angeborene Vorliebe für Süßes. Süße Nahrungsmittel enthalten in der Regel Zucker und dienen als schnell verfügbare Energiequelle. In Kombination mit Fett entstehen daraus die herrlichsten Geschmackserlebnisse. Bittere Nahrungsmittel warnen uns hingegen vor dem Verzehr, da viele giftige Pflanzen bitter schmecken. Kinder haben meistens eine Abneigung gegen Bitter, doch im Laufe des Lebens können wir lernen, ungiftige bitter schmeckende Nahrungsmittel und Getränke, zum Beispiel Kaffee, zu mögen. Auch die Wahrnehmung sauer liefert wertvolle Hinweise. So warnt sie uns zum Beispiel vor dem Verzehr unreifer Früchte oder von verdorbener Milch. Eine saure Geschmacksnote kann aber auch auf etwas Vitaminreiches wie Obst hinweisen. Salzige Nahrungsmittel dagegen liefern uns wichtige Mineralstoffe.

Doch wie nehmen wir Geschmack wahr? Das erste Organ, das uns hierzu einfällt, ist die Zunge. Auf der Zunge geschieht die sogenannte gustatorische Wahrnehmung. Die Zunge ist übersät mit Geschmacksknospen, mit deren Hilfe wir die Geschmacksqualitäten süß, sauer, salzig und bitter wahrnehmen. Lange ging man davon aus, dass diese vier Geschmacksqualitäten an unterschiedlichen Stellen verteilt sind. Bitter am Zungengrund, süß an der Zungenspitze, salzig und sauer am Rand. Heute weiß man, dass die Wahrnehmung der vier Geschmacksqualitäten an allen Stellen der Zunge möglich ist. Die einzelnen Geschmacksknospen sind nicht auf eine Geschmacksqualität spezialisiert, sondern können alle Geschmacksnoten wahrnehmen.

Doch der Geschmack unserer Nahrung ist vielfältig und beschränkt sich nicht nur auf süß, sauer, salzig und bitter. Köche und Wissenschaftler haben sich schon vor über hundert Jahren gefragt, ob es nicht noch weitere Geschmacksqualitäten gibt, die wir über die Zunge wahrnehmen können. Als heiße Kandidaten wurden Fleisch- und Fettgeschmack gehandelt.

Die japanische Küche ist reich an Fisch und Seetang, die seit je her als natürliche Geschmacksverstärker gelten. Dem japanischen Chemiker Ikeda Kikunae war aufgefallen, dass die traditionelle Dashi-Brühe, die aus Trockenfisch und Seetang hergestellt wird, einen besonderen Geschmack aufweist, der sich von den bekannten Geschmacksrichtungen süß, sauer, salzig und bitter unterschied. Er vermutete daher eine fünfte Geschmacksqualität und begann umfangreiche Untersuchungen. Schließlich wurde er fündig: Es gelang ihm, Glutamat, das Salz der Glutaminsäure, aus Blatttang zu isolieren. 1909 schlug er »umami« als Bezeichnung für den neuen Geschmack vor, die sich aus »umai« im Sinne von köstlich und »mi« in der Bedeutung von Geschmack zusammensetzt.[14]

Seine Entdeckung löste eine Revolution aus. Bereits ein halbes Jahrhundert zuvor war es dem deutschen Chemiker und Eiweißforscher Heinrich Ritthausen gelungen, Glutamat aus Weizengluten zu gewinnen. Mit der Erkenntnis, dass Glutamat der verantwortliche Stoff für den würzigen »Fleischgeschmack« ist, begann der Startschuss für die industrielle Herstellung von Geschmacksverstärkern, die die Ernährung in den nächsten 100 Jahren nachhaltig verändern sollte. Glutamat ist nicht nur in der asiatischen Küche unverzichtbar. Heute findet es sich in nahezu allen industriell hergestellten Fertigprodukten als billiger Geschmacksverstärker.

Die Suche nach weiteren Geschmacksqualitäten, die wir allein über die Zunge wahrnehmen können, dauert an. Während man lange Zeit davon ausging, dass fetthaltige Lebensmittel allein durch den Geruch und die Textur erkannt werden, fanden Forscher 2005 bei Mäusen und Ratten spezielle Fettrezeptoren auf der Zunge.[15] 2011 konnte die Existenz eines Fettrezeptors auch beim Menschen belegt werden.[16] Möglicherweise gibt es auch Rezeptoren für metallischen Geschmack. Dieser wurde bislang jedoch noch nicht gefunden.

WIR ESSEN GERN VIELSINNIG

Benjamin starrte verzweifelt auf seine Schüssel mit Cornflakes, das einzige Frühstück, das er zurzeit akzeptierte. Er war fünf Jahre alt und sehr wählerisch, was das Essen anging. Eben noch hatte er gesehen, wie sein großer Bruder Tim genüsslich den letzten Schluck Milch direkt aus der Packung getrunken und anschließend ein wohliges »Aaahhh« ausgestoßen hatte.

Seine Mutter schimpfte ein bisschen mit Tim, weil er kein Glas genommen hatte, und war dann zum Kühlschrank gegangen, um eine neue Packung Milch für Benjamin zu holen. Doch leider hatte sein Vater, der in dieser Woche für den Einkauf zuständig war, vergessen, Milch zu kaufen. Was nun? Benjamin probierte ein paar Cornflakes und verzog das Gesicht. Pur waren die einfach nur staubtrocken und ungenießbar. Er wollte Milch, und zwar sofort!

Damit die Geschmacksrezeptoren auf der Zunge optimal arbeiten können, muss die Speise gekaut und mit Speichel benetzt werden. Der Speichel löst die Aromen aus der Nahrung. Erst wenn dies geschieht, reagieren die Geschmacksknospen.

Der Speichel wird fortwährend in den Speicheldrüsen in der Wangenschleimhaut und unter der Zunge gebildet und in die Mundhöhle abgesondert, auch wenn wir nicht essen. Beginnen wir zu essen, wird der Speichelfluss zusätzlich angeregt. Der dadurch angefeuchtete Speisebrei erleichtert das Schlucken erheblich. Bei sehr trockenen Speisen wie Cornflakes oder Müsli reicht der Speichel jedoch nicht aus, sie müssen zusammen mit Flüssigkeit gegessen werden, um genießbar zu sein.

Doch der Speichel kann noch mehr. Er enthält neben schmerzstillenden und antibakteriellen Eigenschaften Verdauungsenzyme für Kohlenhydrate. Dies kann man selbst testen, indem man sehr lange an einem Stück Vollkornbrot kaut. Zuerst schmeckt es herzhaft, doch nach einer Weile kommt eine süße Geschmacksnote durch. Die geschmacksneutrale Stärke des Vollkorns wird mit Hilfe des Speichels herausgelöst und durch die Verdauungsenzyme zu kleineren Zuckermolekülen gespalten, die wir als süß wahrnehmen.

Stünde uns zur Geschmackswahrnehmung nur die Zunge zur Verfügung, wäre Essen eine ziemlich öde Angelegenheit. Geschmack ist jedoch vielsinnig. Wenn wir essen, sind alle fünf Sinne sind beteiligt: sehen, riechen, hören, fühlen und schmecken.

Wie der Volksmund weiß, isst auch das Auge mit. Ansprechend angerichtete Speisen regen den Appetit an. Doch der Sehsinn kann uns auch täuschen.

Labskaus, eine norddeutsche Spezialität, löst allein vom Anblick her bei den meisten Touristen erst mal Ekel hervor. Die breiige Konsistenz und die blassrosa Farbe erinnern stark an Erbrochenes. Wer sich dennoch an das Gericht traut, wird angenehm überrascht. Das ursprünglich für von Skorbut geplagte Seefahrer kreierte Gericht, das neben lange haltbaren Pökelfleisch auch die nährstoffreiche Rote Bete enthielt, war, einmal durch den Wolf gedreht, auch für Zahnlose geeignet. Heute kommen noch Gurken, Zwiebeln, Matjesfilet und Kartoffeln hinzu. Gekrönt wird das Ganze mit einem Spiegelei.

Doch das wichtigste Sinnesorgan ist die Nase. Während die Zunge nur fünf Geschmacksqualitäten kennt, leistet die Nase die Hauptarbeit bei der Geschmackswahrnehmung. Über den Rachen besteht eine direkte Verbindung zwischen Mundhöhle und Nasenhöhle, in der sich die Riechzellen befinden. Auch wenn der Mensch, verglichen mit einem Hund, fast geruchsblind erscheint, ist er dennoch in der Lage, eine Vielzahl von Aromen über die Riechzellen wahrzunehmen. Erst mit dem Riechsinn erschließt sich das Aroma eines edlen Weines oder eines französischen Käses. Geruchs- und Geschmackssinn arbeiten dabei eng zusammen. Im Gehirn werden beide Sinnesqualitäten zusammengeführt. In der Großhirnrinde nehmen wir dann das Aroma einer Speise in seiner Gesamtheit wahr.

Es bestehen auch Verbindungen zu anderen Teilen des Gehirns, zum Beispiel zum limbischen System, dem Sitz der Emotionen und der Erinnerungen. Das erklärt, warum ein bestimmter Geschmackseindruck lustvolle Gefühle auslösen kann. Ein berühmtes literarisches Beispiel ist die Episode über eine in Lindenblütentee getauchte »Petite Madeleine« aus »Auf der Suche nach der verlorenen Zeit« von Marcel Proust. Während das Gebäck auf der Zunge des Protagonisten Swann verging, überströmte ihn ein unerhörtes Glücksgefühl, verbunden mit der Erinnerung an Stadt und Gärten von Combray.

Mit dem Geruchssinn können aber auch Aversionen verknüpft sein, wenn wir zum Beispiel negative Erinnerungen mit einem bestimmten Geschmack verknüpfen. Wohl jeder kennt die Erfahrung, dass ein Magen-Darm-Infekt, der nach einer bestimmten Speise auftritt, diese für alle Zeiten verleidet. Ich selbst habe eine Abneigung gegen Ananas und Kokos. Einzeln mag ich beides gerne. Aber in Kombination steigt in mir sofort Übelkeit auf, verbunden mit der Erinnerung an eine Silvesterfeier vor über 25 Jahren, auf der ich dann doch etwas zu viel Piña Colada getrunken hatte.

Tatsächlich spielt auch das Gehör beim Essen eine wichtige Rolle. Ein ganzer Forschungszweig beschäftigt sich mit den Geräuschen, die beim Abbeißen und Kauen entstehen. Wenn wir Chips oder Kekse essen, kommt es nicht nur darauf an, dass sie schmecken. Um den Genuss zu vollenden, gehört auch das spezifische Knuspern und Knacken dazu, das wir beim Abbeißen und beim anschließenden Kauen wahrnehmen.

Ein berühmter Kekshersteller überlässt nichts dem Zufall. Um den optimalen Sound zu entwickeln, wird aufwändig an der Textur des Keks gearbeitet. Mithilfe von Mikrofonen werden die Geräusche aus dem Mundraum aufgezeichnet. Der berühmte Butterkeks mit den 52 Zähnen klingt anders als Russisch Brot oder ein Schokoladenkeks.

Um optimal schmecken zu können, ist eine Temperatur von 22 bis 32 Grad Celsius ideal. Innerhalb dieser Temperatur können sich die Aromen am besten entfalten. Kalte Speisen wie Eis sind zunächst weniger intensiv im Geschmack. Erst wenn das Eis schmilzt, kommt der Geschmack heraus. Bei gleichem Zuckergehalt schmeckt Eis weniger süß als Schokolade in Zimmertemperatur. Umgekehrt ist es bei warmen Speisen. Kalter Glühwein schmeckt ziemlich fade, erst erhitzt entfalten sich die Aromen und die Süße. Bier wird hingegen gerne gekühlt getrunken. Das liegt daran, dass die Bitterstoffe dann weniger stark hervortreten.

In der Mundhöhle befinden sich auch zahlreiche Rezeptoren für die Oberflächensensibilität. Damit ist die Wahrnehmung von Berührung, Schmerz und Temperatur gemeint. Eis ist zum Beispiel im Sommer gerade deshalb so angesagt, weil wir die Kälte als angenehm empfinden. Über das Berührungsempfinden nehmen wir die Konsistenz der Speise wahr. Die ist für den gesamten Geschmackseindruck durchaus von Bedeutung. Wer die Wahl hat zwischen zwei Tage altem Weißbrot und einem frischen, knusprigen Brötchen, wird wahrscheinlich Letzteres bevorzugen. Die Schweinshaxe schmeckt erst dann richtig gut, wenn die Haut richtig kross ist. Süßes mögen wir gerne weich, zum Beispiel den zarten Schmelz von Schokolade. Diese Aufzählung ließe sich beliebig weiterführen. Doch eine Geschmackswahrnehmung habe ich bisher noch nicht erwähnt: die Schärfe.

SOME LIKE IT HOT

Die Doppeldeutigkeit des Filmtitels hat zwar nichts mit scharfen Gewürzen zu tun, dennoch liegt die Parallele nahe. Schließlich gelten Chili und Pfeffer seit jeher als Aphrodisiakum, die einem auch innerlich ganz schön einheizen können.

Bei der Wahrnehmung scharf handelt es sich nicht um einen Geschmack im engeren Sinne. Vielmehr wirken die Scharfmacher auf Schmerz- und Temperaturrezeptoren, die sich auf der Zunge, im Rachenraum und auf der Haut befinden. Im angloamerikanischen Sprachgebrauch bezeichnet das Eigenschaftswort »hot« gleichzeitig »scharf« und »heiß«.

Nach einem Restaurantbesuch beim Thailänder konnte ich mich selbst von der Wirkung roter Currypaste überzeugen. Es war Anfang Januar und bitterkalt. Der Schnee der letzten Woche war zu einer festen Masse gefroren, bei jedem Schritt knirschte es. Es war das erste Mal, dass ich ein thailändisches Restaurant betrat.

Nachdem die Suppe serviert worden war, sammelten sich innerhalb weniger Minuten Schweißtropfen an den Haarspitzen des ausrasierten Nackens meines Kollegen. Auch mir wurde angenehm warm. Auf dem Nachhauseweg bemerkte ich, dass mir die Kälte kaum etwas anhaben konnte. Schließlich ging ich ins Bett. Etwa zwei Stunden später erwachte ich schweißgebadet. Obwohl ich sonst eher dazu neigte, nachts zu frieren, riss ich bei minus 10 Grad Celsius die Balkontür auf, entledigte mich meines Pyjamas und genoss die kühle Winterluft. Auch an anderer Stelle tat der Chili seine Wirkung, was ich wohlwollend zur Kenntnis nahm. Doch leider war ich in dieser Nacht allein.

Die Thailänder benutzen so genannte Currypasten mit unterschiedlichem Schärfegrad. Im Asialaden ist die grüne Paste eher mild, die gelbe Paste mittel und die rote Paste sehr scharf.

Schärfe kann man messen. Wilbur Lincoln Scoville, ein amerikanischer Pharmakologe, entwickelte bereits 1912 einen Test zur Messung der Schärfe von Chilischoten. Wirksamer Bestandteil ist das in der getrockneten Frucht enthaltene Capsaicin, ein Alkaloid, das die Schmerzrezeptoren der Schleimhäute reizt und so die Wahrnehmung scharf auslöst.

Um die Schärfe zu ermitteln, bat Scoville seine Testpersonen, Chili-Lösungen zu verkosten, die immer weiter verdünnt wurden, bis keine Schärfe mehr wahrnehmbar war. Obwohl es sich um ein rein subjektives Messverfahren handelte, zeigte es eine überraschende Genauigkeit, wie heutige technische Messverfahren bestätigen.

Als Referenz diente schließlich die süße Paprika ohne feststellbare Schärfe mit dem Scoville-Grad 0. Gemüsepaprika erreicht Scoville-Grad 10, Peperoni Scoville-Grad 100 bis 500, Tabascosauce Scoville-Grad 2500 bis 5000, reiner Cayennepfeffer Scoville-Grad 30 000 bis 50 000 und Habaneros Scoville-Grad 100 000 bis 350 000.[17] Das im freien Handel erhältliche Pfefferspray entspricht dem Schärfegrad der Habaneros, was die Wirksamkeit eindrücklich erklärt. Die schärfste Chilisauce der Welt »Mad Dog 357 No 9. Plutonium« erreicht Scoville-Grad 9 000 000. Zum Vergleich: Reines Capsaicin entspricht etwa Scoville-Grad 15 000 000 bis 16 000 000.

Als Kinder haben wir in einer Art Mutprobe darum gewetteifert, wer es am längsten aushält, einen Zimtkaugummistreifen unzerkaut auf der Zunge liegen zu lassen. Die Zeit wurde mit den damals ziemlich angesagten Digitaluhren eines berühmten Kaffeehändlers gestoppt. Mir fiel es überraschend leicht, allerdings war ich von Haus aus eine gewisse Schärfe gewohnt.

Auch Erwachsene wetteifern offenbar gerne darum, wer am leidensfähigsten ist, was sich in Currywurstwettessen zeigt, bei denen es ausnahmsweise nicht um die Wurst, sondern um die schärfste Sauce geht. Dabei wird sich an der mittlerweile gebräuchlichen mexikanischen Schärfeskale orientiert, die von 0 bis 10+ reicht und somit wesentlich praktikabler als die Scoville-Skala ist. Nur Geübte halten das schadlos aus. Das Aushalten der Schärfe ist bis zu einem gewissen Grad trainierbar. Es gibt aber genetische Unterschiede in der Toleranz.

Ganz frei von Nebenwirkungen ist die extreme Schärfe nicht. Neben höllischen Schmerzen kann es zu Bauchschmerzen, Schwächegefühl, Schwindel, Durchfall oder Übelkeit bis hin zum Schock kommen. Wohl aus diesem Grund sind Saucen mit einem Schärfegrad über 8 in Deutschland erst ab 18 Jahren erlaubt.

Neben Chili gibt es auch andere Pflanzen, die wegen ihrer Schärfe geschätzt werden. In Deutschland würzt man traditionell eher mit Pfeffer statt mit Chili. Pfeffer enthält dabei den Wirkstoff Piperin.

Einige Nahrungsmittel entfalten die scharfe Wirkung nicht über die Zunge, sondern über die Nase. Das liegt daran, dass die Schärfe über ätherische Öle vermittelt wird, die die Nasenschleimhaut und so gegebenenfalls auch die Augen reizen. Beispiele hierfür sind das Senföl in Meerrettich und Gingerol aus Ingwer. Und wer hat nicht schon einmal beim Kochen geweint? Zwiebeln setzen beim Schneiden die Eiweißverbindung Isoalliin frei, die uns zu Tränen reizt.

Biologisch gesehen dienen die in einigen Pflanzen enthaltenen Alkaloide, die für die Schärfe verantwortlich sind, als Schutz vor Fressfeinden, da sie für Tiere oft giftig oder zumindest ungenießbar sind.

Da fragt man sich zu Recht, warum wir freiwillig unser Essen mit so einem Gift würzen. Eine Erklärung liegt darin, dass die für uns ungefährlichen Scharfmacher als Geschmacksverstärker wirken. Das passiert über eine bessere Durchblutung der Schleimhäute, wodurch die Geschmackspapillen auf der Zunge empfindlicher werden. Die gesteigerte Durchblutung bleibt nicht nur auf die Mundschleimhaut beschränkt, sondern findet auch an anderen Körperstellen statt, was die aphrodisierende Wirkung erklärt.

Scharf gewürzt schmeckt alles intensiver, allerdings nur bis zu einem gewissen Grad. Wenn es zu scharf wird, wird die Geschmackswahrnehmung ähnlich wie bei Verbrennung gehemmt.

Schärfe kann auch euphorisierend wirken. Werden die Schmerzrezeptoren gereizt, sorgt das Gehirn mit Ausschüttung von Endorphinen für ein Glücksgefühl.

Und nicht zuletzt wirken die scharfen Bestandteile der Pflanzen antibakteriell, was die Vorliebe für scharfes Essen in Ländern mit einem feuchtwarmen Klima wie in Asien erklärt.

Wem das Essen zu scharf ist, der sollte keinesfalls versuchen, die Schärfe mit Wasser zu neutralisieren, da die Schärfe dadurch eher verteilt wird. Besser eignen sich Milchprodukte, denn das Fett löst das Capsaicin vom Schmerzrezeptor auf der Zunge. Meine Mutter wusste offenbar darum, denn als Kind rührte sie mir Milch in eine für mich zu pfeffrige

Suppe. In Indien wird wohl aus diesem Grund zu den Speisen traditionell Joghurt gereicht.

Neben der Vermittlung über Wärmerezeptoren wirken einige Scharfmacher auch über Kälterezeptoren, zum Beispiel Pfefferminze und Eukalyptus. Dies sorgt für einen Frischeeffekt im Mund, weshalb Minzöl auch Bestandteil einiger Zahncremes und Mundwasser ist. Der kühlende Effekt ist umso stärker, je kälter die Speise selbst ist. So wird der Minzgeschmack in Pfefferminzeis stärker empfunden als beim Pfefferminztee.

In der Medizin macht man sich die Eigenschaften der Scharfmacher zunutze. Chili und Pfefferminze wirken auch auf der Haut entsprechend, sodass das wärmende Chili zur Schmerzlinderung bei Muskelverspannungen und Pfefferminze zum Kühlen bei akuten Entzündungen zum Einsatz kommen können.

VON SCHMECKERN, NICHTSCHMECKERN UND SUPERSCHMECKERN

Johannes war anders als seine Kommilitonen. Johannes trank nicht. Jedenfalls keinen Alkohol. Und auch keinen Kaffee. Stattdessen bevorzugte er Milch. Dennoch zog er an den Wochenenden mit seinen Freunden um die Häuser, denn er war auch ohne Alkohol ein cooler Typ. Seine Freunde waren zunächst verwundert, akzeptierten seine ungewöhnliche Trinkvorliebe aber bald als liebenswürdige Marotte. Johannes verabscheute alles, was auch nur im Ansatz bitter schmeckte. Er mochte auch kein Kohlgemüse, keine Zwiebeln oder Knoblauch. Die leicht bittere Note, die von den anderen geschätzt wurde, nahm Johannes unerträglich intensiv wahr. Johannes war Superschmecker.

Tatsächlich nehmen Menschen Bitterstoffe unterschiedlich intensiv wahr. Als der amerikanische Chemiker Arthur Fox während eines Versuchs aus Versehen ein Pulver mit dem Wirkstoff Phenylthiocarbamid (PTC) verschüttete, bemerkte sein Kollege neben ihm, dass der Staub bitter schmeckte. Fox selbst nahm nichts wahr. Dieses Erlebnis brachte ihn auf die Idee, die individuelle Bitterwahrnehmung mit PTC als Testsubstanz unter Freunden und Familienmitgliedern genauer zu untersuchen. Die meisten nahmen PTC wahr, aber einige auch nicht. Etwa 60 Jahre später bestätigte die amerikanische Psychologin Linda May Bartoshuk in umfangreichen Tests Fox' Beobachtungen.[18] In Versuchsreihen mit aufsteigender PTC-Dosis kam heraus, dass etwa 70 Prozent der Teilnehmer den bitteren Geschmack bei einer mittleren Dosierung wahrnehmen. Doch einige Probanden verzogen schon bei minimalen Dosierungen das Gesicht. Und andere konnten den Bittergeschmack von PTC überhaupt nicht wahrnehmen. Die Wissenschaftler unterschieden zwischen Schmeckern, Nichtschmeckern und Superschmeckern.

Die Bitterwahrnehmung erfolgt durch spezielle Rezeptoren in den Geschmackspapillen der Zunge und ist genetisch bestimmt. Das Wissenschaftlerteam um Wolfgang Meyerhof und Natacha Roudnitzky vom Deutschen Institut für Ernährungsforschung fand heraus, dass das verantwortliche Gen TASR in verschiedenen Varianten vorkommt, was die unterschiedliche Empfindlichkeit für die Bitterwahrnehmung erklärt.[19]

Diese Studien beziehen sich jedoch nur auf die Bitterwahrnehmung. Es gibt aber auch Menschen, die alle Geschmacksrichtungen besonders intensiv wahrnehmen. Alles ist ihnen irgendwie zu bitter, zu süß, zu sauer und zu salzig. Wenn man bei ihnen zum Essen eingeladen wird und vorsichtig nach etwas Salz zum Nachwürzen fragt, erntet man stattdessen ein Stirnrunzeln, da der Gastgeber fest davon überzeugt ist, ausreichend gewürzt zu haben.

Grundsätzlich ergibt sich die Sensibilität für Geschmackswahrnehmung aus der Anzahl der Geschmackspapillen am Zungengrund und der Dichte der Geschmacksrezeptoren. Wahre Superschmecker sind damit besonders reichlich ausgestattet.[20]

WIE ALTER UND KRANKHEIT DEN GESCHMACK VERÄNDERN

Doch unabhängig von der Anzahl der Geschmackspapillen und genetischer Einflüsse unterliegt die Geschmackswahrnehmung verschiedenen anderen Einflüssen. Grundsätzlich ändert sich die Intensität der Geschmackswahrnehmung im Laufe des Lebens. Kinder nehmen Bitterstoffe stärker wahr, deshalb meiden sie Gemüse und bevorzugen Süßigkeiten. Auch Jugendlichen schmeckt das erste Bier meist nicht, aber da sie in ihrer Peergroup nicht als uncool dastehen möchten, trinken sie so lange, bis sie sich daran gewöhnt haben oder die Wirkung des Alkohols den Ekel übertrifft. Hilfreich ist der Zusatz von süßer Limonade, die den Bittergeschmack des Alkohols überdeckt. Das dachte sich wohl auch die Getränkeindustrie, als sie in den 1990er-Jahren die Alkopops auf den Markt warf, die unter Jugendlichen reißenden Absatz fanden. Das führte dann zu manchem ungewollten Absturz, weil der Alkoholgehalt unterschätzt wurde.

Wenn ich bei meinem Großvater zu Besuch war, wunderte ich mich immer über die leicht salzige Note des selbstgebackenen Kuchens. Mein Großvater legte die berühmte Prise Salz besonders großzügig aus. Und meine Großmutter ersetzte im hohen Alter so manche Mahlzeit durch Schokoladenkekse.

Der Geruchs- und Geschmacksinn können im Alter nachlassen. Für die differenzierte Geschmackswahrnehmung ist vor allem der Geruchssinn verantwortlich. Der Mensch besitzt etwa 30 Millionen Riechzellen in der Nasenschleimhaut, die sich lebenslang erneuern können. Olfaktorische Noxen, zum Beispiel Zigarettenrauch, schädigen die Riechzellen. Das erklärt den veränderten Geruchs- und Geschmacksinn bei Rauchern. Doch wenn man mit dem Rauchen aufhört, können sich die Riechzellen vollständig regenerieren. Die Regenerationsleistung nimmt allerdings im Alter ab. Daher wird das Riechepithel anfälliger für Noxen. Die Wirkung lebenslang einwirkender Noxen aus der Umgebung wie Schwermetalle, Feinstaub, Lösungsmittel und Rauch können sich summieren und somit das Riechepithel dauerhaft schädigen.

Das Nasensekret befeuchtet die Nasenschleimhaut und verbessert die Geruchswahrnehmung, weil sich die Duftstoffe in dem Sekret lösen und dadurch leichter an die Geruchsrezeptoren andocken können. Fast jeder kennt das Phänomen, dass während einer Erkältung alles nur noch salzig schmeckt. Das zähe Nasensekret beeinflusst die Geruchs- und Geschmackswahrnehmung erheblich. Virusinfektionen, besonders durch Influenza, können zu einer vorübergehenden oder dauerhaften Schädigung des Geruchsinns führen. Anne, ein Mitglied aus meiner Kochgruppe, beklagte neulich, sie könne seit einem Infekt vor einem halben Jahr nicht mehr richtig schmecken. Doch obwohl ihr Geruchssinn durch den Infekt geschädigt ist, könne sie interessanterweise trotzdem wahrnehmen, ob das Essen qualitativ gut oder schlecht ist.

Gefäßveränderungen durch Bluthochdruck und Schädigungen der kleinen Nerven durch Diabetes mellitus können den Geruchssinn ebenfalls schädigen. Manche betagte Mitmenschen beherbergen zu Hause eine halbe Apotheke. Sie nehmen bis zu vier verschiedene Medikamente gegen Bluthochdruck, Schmerzmittel gegen Arthrose und ein Schlafmittel zur Nacht. Viele dieser Medikamente wirken sich ebenfalls auf die Geruchs- oder Geschmackswahrnehmung aus, entweder durch die Substanz selbst, wie es bei ACE-Hemmern zur Blutdrucksenkung der Fall ist, oder durch eine Veränderung des Nasensekrets und der Speichelproduktion. Einige Schlaf- und Beruhigungsmittel führen als Nebenwirkung zu Mundtrockenheit und dem Gefühl der verstopften Nase. Gegen Letzteres kommt dann gerne ein Nasenspray zum Einsatz, das kurzfristig die Nasenschleimhaut abschwellen lässt und dadurch Linderung bringt. Doch leider schwillt die Nasenschleimhaut anschließend noch mehr an, sodass es sehr schnell zur Abhängigkeit kommen kann.

Eine verminderte Geruchswahrnehmung kann auch ein Frühsymptom von Morbus Parkinson und Morbus Alzheimer sein. Das liegt daran, dass bei diesen neurodegenerativen Erkrankungen die Hirnbereiche, die für die Verarbeitung der Riechwahrnehmung zuständig sind, am frühesten betroffen sind.

Insgesamt sind Riechstörungen im Alter häufiger als Schmeckstörungen. Die Anzahl der Geschmacksrezeptoren der Zunge ändert sich im Laufe des Lebens nicht. Aber es gibt Hinweise darauf, dass deren Leistungsvermögen abnimmt.

Altersbedingte Änderungen der Geruchs- und Geschmackswahrnehmung haben verschiedene Ursachen. Untersuchungen haben aber gezeigt, dass die Grundgeschmäcker, die über die Zunge wahrgenommen werden, im unterschiedlichen Ausmaß durch altersbedingte Veränderungen betroffen sind. Die Wahrnehmung sauer und bitter ist zuerst betroffen, während die Wahrnehmung süß am längsten erhalten bleibt. Dies kann tatsächlich zu einer Änderung der Ernährungsgewohnheiten führen.[21] Die betroffenen älteren Menschen essen mehr Süßes und nehmen zu. Gemüse- und Obstsorten, die bitter oder sauer schmecken, werden seltener gegessen, sodass trotz Übergewicht die Gefahr einer Mangelernährung besteht.

Andererseits kann Geschmacksverlust zu massiver Gewichtsabnahme führen. Hier sind vor allem Anosmiker betroffen, Menschen, die durch einen Unfall oder Tumor den Geruchssinn komplett eingebüßt haben und nur noch die Grundgeschmäcker süß, sauer, salzig, bitter und umami wahrnehmen. Die emotionale Komponente des Essens leidet erheblich. Wenn alles nach Pappe schmeckt, fehlen der Genuss und das Wohlgefühl. Es wird nur noch das Notwendigste gegessen, um den Hunger zu stillen.[22]

Dass auch Emotionen die Geschmackswahrnehmung beeinträchtigen können, zeigt sich an der Volksweisheit, dass verliebte Köche dazu neigen, das Essen zu versalzen. Die Forscher um Carsten Harms aus Bremerhaven konnten in einer Studie an Versuchspersonen in unterschiedlichen Stadien der Verliebtheit nachweisen, dass bei frisch Verliebten die Salzschwelle höher liegt als bei Nichtverliebten. Die Veränderung der Salzschwelle ging mit einem erhöhten Oxytocin-Spiegel und sinkendem Testosteronspiegel bei den frisch Verliebten einher.[23]

Ob es einen Zusammenhang zwischen der Geruchswahrnehmung und Übergewicht gibt, untersuchten britische Forscher aus Portsmouth in einer Studie. Normalerweise dämpft Sättigung die Geruchswahrnehmung wohlschmeckender Speisen und die Lust auf Essen. Doch einige Menschen lassen sich durch den Geruch aus einer Bäckerei verführen, selbst wenn sie vorher eine üppige Mahlzeit zu sich genommen haben. Die Forscher verglichen Übergewichtige und Normalgewichtige und fanden heraus, dass Erstere Schokoladengeruch und -geschmack intensiver wahrnahmen und schmeckten und die Eindrücke positiver bewerteten als Schlanke. Doch auch für Saures und Salziges waren sie sensibler.[24] Die Ursache konnte noch nicht abschließend geklärt werden. Aber an diesem Beispiel zeigt sich die Komplexität der Appetitregulation, die neben körperlichen auch seelischen Einflüssen unterliegt.

DIE CHEMIE STIMMT: WIE DIE INDUSTRIE UNS VERFÜHRT

Die Suppe lügt – so tituliert der Journalist Grimm sein Buch über Lebensmittelzusätze, die uns Geschmack vortäuschen und zum Verzehr verführen.[25]

Die Nahrungsmittelindustrie ist ein riesiger Markt, der hart umkämpft ist. Auch wenn vermeintlich schon alles erfunden ist, muss sich die Nahrungsmittelindustrie immer wieder etwas Neues einfallen lassen, um am Markt zu bestehen. Die gesättigte Kundschaft ist nur noch über das Belohnungssystem erreichbar, sie will überrascht werden, mit einem neuen, noch besseren, noch intensiveren Geschmackserlebnis.

Schon immer versuchte der Mensch, dem Essen durch Gewürze mehr Geschmack zu verleihen. Was früher raffinierten Köchen und der gehobenen Gesellschaft vorbehalten war, hat sich im Zeitalter der Massenproduktion zum Geschmacksdesign gewandelt. Fast nichts mehr, was wir fertig kaufen, ist noch echt.

Mit der Entdeckung des Glutamats und des fünften Geschmacks umami begann Mitte des letzten Jahrhunderts die Geburt der industriell hergestellten Geschmacksverstärker.

Maggi und Knorr brachten die noch heute beliebten Würzmittel Fondor und Aromat auf den Markt, die als wesentliche Zutat Glutamat enthalten. Glutamat wird generell als wohlschmeckend empfunden und ist mittlerweile aus den Fertiggerichten nicht mehr wegzudenken. Doch zunächst ist es ein natürlicher Bestandteil eiweißhaltiger Nahrungsmittel. Besonders reichlich findet es sich in Käse und Fleisch, aber auch in Tomaten.

Wer auf Glutamat verzichten möchte, hat es schwer, denn Glutamat ist zwar kennzeichnungspflichtig, tarnt sich aber unter vielen Namen. Gebräuchlich sind Hefewürze, Hefeextrakt, Weizenprotein, Weizeneiweiß, Sojaextrakt, gekörnte Brühe und viele mehr. Es lohnt sich daher, die Zutatenliste genauer unter die Lupe zu nehmen.

DIE ERFINDUNG DES FERTIGESSENS

Bevor Lebensmittel im großen Stil den Markt erobern konnten, musste zunächst eine Methode gefunden werden, um sie haltbar zu machen. Ausgerechnet Napoleon Bonaparte setzte 1795 einen Preis für die Erfindung eines Verfahrens aus, das es ermöglichen sollte, Nahrungsmittel haltbar zu machen und somit die Truppen zu ernähren. Sofort machten sich einige Köche daran, den Preis zu ergattern. Der Pariser Konditor Nicolas Appert kam schließlich auf die Idee, Nahrungsmittel luftdicht in Gläser zu füllen und zu erhitzen. Da sich seine Methode zur Haltbarmachung für Fleisch, Gemüse und sogar Kaffee eignete, erhielt er den begehrten Preis. Der britische Kaufmann Peter Durand ging schließlich noch einen Schritt weiter und verwendete statt Glas Blechdosen. Das war die Geburtsstunde der Konservendose.[26] Neben der Haltbarkeit bestach die Dose damit, dass auch der Geschmack über Jahre erhalten blieb.

Als erstes Instantprodukt erfand der Koch und Konservenfabrikant Johann Heinrich Grüneberg 1867 die Erbswurst, die sich aus Erbsenmehl, Rinderfett, entfettetem Speck, Speisesalz, Zwiebeln und Gewürzen zusammensetzte. Die erste Feuerprobe überstand sie im Deutsch-Französischen Krieg von 1870, wo sie den Soldaten als Verpflegung diente. Einfach heißes Wasser drauf, umrühren, und fertig war eine warme Mahlzeit. Die Brüder Knorr sahen das Potenzial und kauften 1889 das Patent. Daraufhin avancierte die Erbswurst zum Verkaufsschlager, der die breite Bevölkerung erreichte und bis heute, immer wieder nachgebessert, auf dem Markt ist.[27]

Wenn auf dem Etikett einer Gemüsebrühe »frei von Glutamat« steht, und auf der Zutatenliste an erster Stelle Hefeextrakt aufgeführt wird, ist die Gemüsebrühe letztendlich doch nicht glutamatfrei, denn Glutamat ist ein Hauptbestandteil des Hefeextrakts.

Da Glutamat als potenter Geschmacksverstärker gilt, stellt sich die Frage, ob und wenn ja wie Glutamat den Appetit steigert.

Wenn Mäusen Glutamat gespritzt wird, setzen sie in der Tat Fett an. Forscher konnten in Tierversuchen nachweisen, dass Glutamat in hohen

Dosierungen die Blut-Hirn-Schranke überwindet und im Hypothalamus anflutet, was nahelegt, dass Glutamat im Hypothalamus die Appetitregulation stört.[28]

Eine häufig zitierte Studie aus China konnte schließlich einen Zusammenhang zwischen der Höhe des Glutamatkonsums und Übergewicht herstellen.[29]

Der Kieler Kinderarzt Michael Hermanussen ging der Frage nach, ob der ständige Appetit von dicken Kinder und Erwachsene mit dem hohen Konsum glutamatreicher Nahrungsmittel zusammenhängt. Hierfür gab er seinen Studienteilnehmern ein Medikament, das die Wirkung von Glutamat neutralisiert, und tatsächlich berichteten die Probanden anschließend von einem geringeren Essdrang.[30] Allerdings sah Hermanussen Glutamat nicht als „echten" Geschmacksverstärker an, da Glutamat natürlich in eiweißreichen Nahrungsmitteln vorkommt und auf der Zunge Rezeptoren für das Schmecken von Glutamat liegen.

Prinzipiell wird der Glutamatgeschmack als so angenehm empfunden, dass glutamathaltige Lebensmittel gerne gegessen werden. Doch neben Glutamat enthalten die Nahrungsmittel wie Chips auch Fett und Zucker, die ebenfalls den Appetit anregen.

Eine Gesundheitsgefährdung durch Glutamat konnte bisher nicht bewiesen werden, und auch das Chinarestaurant-Syndrom hielt genaueren wissenschaftlichen Untersuchungen nicht stand. Im Gehirn wirkt Glutamat erregend, und ein Glutamatüberschuss im Gehirn kann neurotoxisch wirken. Unklar ist allerdings, ob und in welchem Ausmaß Glutamat über die Bluthirnschranke ins Gehirn gelangt, hier ist die Datenlage nicht eindeutig. Dagegen spricht, dass bei Asiaten, die sich traditionell sehr glutamatreich ernähren, neurodegenerative Erkrankungen nicht häufiger vorkommen als anderswo auf der Welt.

Neben Glutamat werden in der Nahrungsmittelindustrie zahlreiche andere Zusatzstoffe eingesetzt, um die Eigenschaften des Essens zu verändern und die Menschen zum Verzehr anzuregen. Am Beispiel der beliebten Chips lässt sich die Kunst der Verführung gut demonstrieren. Sie haben eine große trockene Oberfläche, daher wird viel Speichel benötigt, um sie genießbar zu machen und ein angenehmes Mundgefühl herzustellen. Der Speichel wird durch das reichlich vorhandene Salz gebunden. Sind Salz und Chipsmasse geschluckt, entsteht im Mund ein Leeregefühl, sofort muss ein neuer Chips her. Glutamat, Bratkartoffelaroma und sortenspezifische Aromen wie »ungarisch« bewirken eine wahre Geschmacksexplosion und steigern die Lust auf mehr.[31]

Generell natürlich geschmacksverstärkend wirken Salz, Zucker, eine süß-saure Note und Fett. Und im Prinzip alles, was den Speichelfluss anregt. Da das Mundgefühl die Lust am Essen ebenfalls beeinflusst, sorgen Emulgatoren für die Geschmeidigkeit von Joghurt, Soßen und Pudding.

Doch auch Aromastoffe werden eingesetzt, um die Nahrung noch schmackhafter zu machen und dadurch den Appetit zu steigern. Es wird zwischen natürlichen und synthetischen Aromastoffen unterschieden.

Natürliche Aromastoffe stammen entweder aus der Frucht selbst, zum Beispiel das Aroma aus dem Mark der Vanilleschote, oder aus anderen natürlich vorkommenden Quellen, aus denen in einem chemischen Prozess das gewünschte Aroma hergestellt wird. Vanillearoma kann zum Beispiel aus Holz, das ebenfalls eine natürliche Quelle darstellt, hergestellt werden.

Anders verhält es sich bei den synthetischen Aromen. Hier werden aus chemischen Grundsubstanzen Aromen hergestellt. Fruchtaroma lässt sich ziemlich einfach aus Estern, Aldehyden und Alkoholen erzeugen. Auf diese Weise erhält man zum Beispiel Ananas- oder Bananenaroma.

Im Idealfall verzichten wir auf künstliche Aromen. Doch die Realität zeigt, dass zum Beispiel die Erdbeerernte den Bedarf an Erdbeeraroma bei Weitem nicht deckt. Deshalb benutzt die Industrie künstlich hergestelltes Erdbeeraroma für Joghurt, Marmeladen, Bonbons und anderes. Außerdem ist es natürlich viel billiger, ein paar chemische Substanzen zusammenzumixen, als einen aufwendigen Erdbeeranbau mit allen damit verbundenen Kosten und Risiken zu betreiben. Die frischen Erdbeeren werden zur Erdbeersaison dann lieber pur gegessen.

Künstliches Fruchtaroma kann auch eine Frucht in eine andere verwandeln. Für die Herstellung und Haltbarkeit von Kirschjoghurt sind echte Kirschen viel zu wässrig und auch zu teuer. Daher werden gerne billigere Cranberries genommen, deren Farbe und Konsistenz an Kirschen erinnert. Mit dem entsprechenden Kirscharoma versetzt fallen sie im Joghurt gar nicht als falsche Frucht auf. Die Täuschung ist echt.

Natürliche und künstliche Aromastoffe sind aus der industrialisierten Nahrung nicht mehr wegzudenken. Das Problem besteht darin, dass sie den Geschmack intensivieren, und dieser intensive Geschmack, der so in der Natur gar nicht vorkommt, erscheint uns schließlich normal. Das führt zum Beispiel dazu, dass Kinder Joghurt mit echten Früchten ohne Aroma als zu langweilig ablehnen.

Ein weiterer Trick der Industrie, Nahrungsmittel schmackhafter zu machen und den Appetit anzuregen, besteht darin, sie besonders süß zu machen. Als Alternative zu Zucker oder in Kombination kommen häufig auch Zuckeraustauschstoffe oder Süßstoffe zum Einsatz.

Bei den Zuckeraustauschstoffen handelt es sich um Zuckeralkohole, die im Körper oder in Pflanzen natürlich vorkommen, aber langsamer oder schwieriger abgebaut werden: Die bekanntesten lauten Mannit, Sorbit, Xylit und Erythrit. Sie haben einen geringeren Einfluss auf den Blutzuckerspiegel als Haushaltszucker, da sie unabhängig von Insulin verstoffwechselt werden. Anders als künstlich hergestellte Süßstoffe sind sie nicht komplett kalorienfrei, aber der Kaloriengehalt ist insgesamt oft viel geringer. Ein wesentlicher Nachteil besteht darin, dass sie häufig Blähungen, Darmkrämpfe und Durchfall verursachen, da sie im Gegensatz zu Haushaltszucker wesentlich schlechter verdaulich sind. Wenn die Zuckeralkohole mehrere Stunden unverdaut im Darm verbleiben, gelangt aufgrund des Konzentrationsgefälles Wasser in das Darmlumen, was Durchfall verursachen kann. Außerdem kann es im Darm zu blähenden Gärprozessen kommen. Erythrit, das in natürlicher Form unter anderem in Pilzen und Obst vorkommt und industriell aus Maisstärke hergestellt wird, hat sich hier als am verträglichsten herausgestellt.

Weitere natürliche Süßquellen sind Honig, der aber letztendlich auch nur Zucker in veredelter Form ist, Stevia und Süßholz. Letzteres gibt der Lakritze den typischen Geschmack.

Der Vorteil der synthetischen Süßstoffe, die mit natürlichen Süßquellen keine Ähnlichkeit haben, besteht darin, dass sie bei enormer Süßkraft so gut wie keine Kalorien haben. Man braucht nur sehr geringe Mengen und kann durch den Einsatz von Süßstoff große Mengen Zucker einsparen. Sie haben anders als die Zuckeraustauschstoffe auch nicht die abführenden Nebenwirkungen, da sie von den Darmbakterien nicht verstoffwechselt werden. Einige werden in der Zahnmedizin als Bestandteil von zuckerfreien Kaugummis sogar zur Kariesprophylaxe empfohlen. Die am häufigsten verwendeten synthetischen Süßstoffe sind Aspartat, Saccharin, Acesulfam und Cyclamat. Süßstoffe haben allerdings oft einen metallischen Nachgeschmack.

Künstliche Süßstoffe sind nicht unumstritten, da bei Langzeitgebrauch eine krebsfördernde Wirkung nicht mit letzter Sicherheit ausgeschlossen werden kann.[32] Allerdings ist die Studienlage hier spärlich. Für Saccharin konnte ein erhöhtes Krebsrisiko bei Ratten nachgewiesen werden. Allerdings erhielten die Ratten Saccharien in extrem hoher Dosierung, die die im Alltag gebräuchliche Dosis um ein Vielfaches überstieg. Die für den Menschen als unbedenklich eingestufte Tagesdosis von Aspartam, auch bekannt als NutraSweet®, wurde in der Europäischen Union auf 40 Milligramm je Kilogramm Körpergewicht pro Tag festgesetzt. Ein normalgewichtiger Erwachsener dürfte demnach etwa 266 Süßstofftabletten oder 4 Liter Diätlimonade pro Tag trinken, eine Menge, die schwer zu überschreiten ist.

Unabhängig von einem Krebsrisiko stellt sich die Frage, ob Süßstoffe generell den Appetit steigern.

Hartnäckig hält sich das Gerücht, dass Süßstoffe in der Tiermast eingesetzt werden, damit die Tiere mehr fressen und somit schneller zur Schlachtreife gelangen. Allerdings nehmen Schweine die meisten gebräuchlichen Süßstoffe gar nicht als süß wahr, da ihr Geschmackssystem anders als beim Menschen funktioniert. Einzig Saccharin können sie schmecken. Es darf allerdings nur bis zum vierten Lebensmonat eingesetzt werden und dient nicht zur Mast, sondern zur Gewöhnung von der Muttermilch auf das Fertigfutter.[33]

Dennoch vertreten einige Verfechter der appetitanregenden Wirkung von Süßstoffen die Hypothese, dem Gehirn werde vorgegaukelt, dass jetzt gleich eine Ladung Zucker kommt, und im vorausschauenden Gehorsam werde vorsorglich schon mal Insulin ausgeschüttet, das dann den letzten verbleibenden Blutzucker in die Zellen transportiert und durch Unterzuckerung Heißhunger auslöst. Die Deutsche Gesellschaft für Ernährung äußert sich auf ihrer Homepage unter dem Thema »Süßstoffe in der Ernährung« zu dieser Frage und bezieht sich auf umfangreiche Studien. Demnach konnte bisher nicht nachgewiesen werden, dass es durch Süßstoffe zu einer Insulinreaktion kommt. Ursprünglich war die Insulinneutralität auch der Grund für den Einsatz von Süßstoffen als Zuckerersatz bei Diabetes mellitus.

Möglicherweise reicht allein der als angenehm empfundene Süßgeschmack aus, um den Appetit anzuregen. Qing Yang von der Yale Universität untersuchte 2010 alle relevanten Studien, die sich mit dem Einfluss von Süßstoffen auf den Appetit und auf das Gewicht bezogen, und stellte am Ende die Hypothese auf, dass die Appetitsteigerung durch Süßstoffe dadurch zustande kommen kann, dass Süßstoffe auf zwei Arten im Gehirn wirken. Über den süßen Geschmack wird das mesolimbische dopaminerge Belohnungssystem angeregt, das dann aber frustriert wird, weil die erwarteten Kalorien nicht ankommen. Über den Hypothalamus wird dann das Appetitzentrum aktiviert und es wird kompensatorisch mehr gegessen. Auch Gewöhnungseffekte an eine sehr hohe Süßkraft können einsetzen, sodass ein immer stärkerer Grad an Süße bevorzugt wird.[34] Eigene Beobachtungen bei der Arbeit mit Essgestörten bestätigen einen möglichen Gewöhnungseffekt. Statt ein bis zwei Tabletten Süßstoff lösten die Betroffenen im Laufe der Zeit bis zu 30 Tabletten im Kaffee auf, bevor sie ihn tranken.

Eine andere Studie untersuchte, was passiert, wenn im Alltag mit Aspartam statt Zucker gesüßt wird. Dabei kam heraus, dass die Studienteilnehmer insgesamt weniger Kalorien im Tagesverlauf aufnahmen. Über mehrere Wochen kam es zu einer moderaten Gewichtsreduktion. Allerdings kam es durch Ausweichen auf andere Nahrungsmittel teilweise zur Kompensation der Energieaufnahme, die aber die Tageskalorien einer normalen Ernährung mit Zucker und ohne Süßstoffe nicht überschritt. Im Durchschnitt lag die Kompensation bei festen Nahrungsmitteln um die 32 Prozent, bei Getränken um die 15 Prozent.[35]

Will man Kalorien einsparen, scheint es zumindest bei Softdrinks insgesamt also immer noch günstiger zu sein, auf die mit Süßstoffen gesüßte Variante auszuweichen, als die zuckerhaltige Limonade zu wählen, zumindest solange man es nicht übertreibt.

Unabhängig von Appetitverstärkern, Aromastoffen und Zuckerersatz werden Lebensmittel, vor allem Süßigkeiten und Snacks, heute so zusammengesetzt, dass es zum geschmacklichen Overkill kommt. Anstelle der einfachen Vollmilchschokolade werden Schokoriegel mit Salzkaramell, Marshmallow und Keksen angeboten. Eis enthält Cookies, Cheesecakearoma und Krokant, und der normale Hamburger wird durch eine extra Portion Käse, reichlich Remoulade, Speck und Raucharoma für den Grillgeschmack gepimpt.

Das Belohnungssystem wird maximal getriggert durch die Kombination von Geschmacksverstärkern, Aromastoffen und eine genau ausgeklügelte Zusammensetzung aus Zucker und Fett.

Interessant ist, dass es offenbar eine mathematische »Fressformel« gibt. Monika Pischetsrieder, Professorin für Lebensmittelchemie an der FAU Erlangen, fand in ihren Untersuchungen die Formel, die eine »hedonistische Hyperphagie« auslöst. Das heißt, man isst immer weiter, obwohl man längst satt ist. Als besonders wirksam stellte sich eine Zusammensetzung aus 50 Prozent Kohlenhydraten und 35 Prozent Fett, kurz 50:35, heraus. Zumindest die Laborratten fraßen in dieser Zusammensetzung am meisten. Auch wenn es bisher nur im Tierversuch getestet wurde, mehren sich die Hinweise, dass die Formel auch für den Menschen gilt. Denn die am meisten »suchtauslösenden« Lebensmittel wie Chips, Erdnussflips, Schokolade und Nuss-Nougat-Creme haben genau diese Zusammensetzung.[36]

ENDOKRINE DISRUPTOREN: DICKMACHER PLASTIK

Ernährungswissenschaftler wunderten sich lange über die stetige Zunahme des Übergewichts in der Bevölkerung, die mittlerweile nicht nur die westlichen Staaten betrifft, sondern auch Asien und Afrika erfasst. Überernährung und Bewegungsmangel können nach Ansicht der Wissenschaftler nicht der alleinige Grund für die Übergewichtsepidemie sein, die auch die Jüngsten betrifft. Seit den 1980er-Jahren wird eine Zunahme des Geburtsgewichts registriert. Zeitgleich stieg der Einsatz von Industriechemikalien rapide.

Schließlich brachte die Forschung an der Infertilität die Wissenschaftler auf eine heiße Spur. Denn in den letzten 30 Jahren wird auch Unfruchtbarkeit zunehmend zum Problem. Es sind nicht nur Menschen betroffen, sondern auch Tiere. Auch die Pubertät beginnt immer früher, und bei Mädchen setzt die erste Regelblutung immer früher ein.

In Verdacht gerieten hormonähnliche Substanzen, die sich in Weichmachern, Lacken und Kunststoffen finden. Diese so genannten endokrinen Disruptoren besetzen an den Zellen die Rezeptoren, die eigentlich für spezifische Hormone vorgesehen werden, zum Beispiel Östrogenrezeptoren. Docken die Substanzen an, entfalten sie entweder selbst die Hormonwirkung, oder die hormonelle Regulation wird gestört, da das Zielhormon am besetzten Rezeptor nicht andocken und daher nicht wirken kann.

In früheren Untersuchungen an Mäusen, deren Futter mit Weichmachern kontaminiert war, bemerkten die Wissenschaftler als Nebeneffekt eine erhebliche Gewichtszunahme im Vergleich zu Mäusen, die mit reinem Futter gefüttert worden waren. Offenbar störten die Weichmacher nicht nur die Sexualhormone, sondern hatten auch einen Effekt auf die Gewichtsregulation. Um diesen Verdacht zu bestätigen, mischten Forscher der Universität Leipzig Mäusen Weichmacher, so genannte Phthalate, in das Futter. Und tatsächlich legten die so gefütterten Mäuse im Vergleich zu den normal gefütterten Mäusen erheblich an Gewicht zu.[37]

Offenbar greifen die endokrinen Disruptoren auch in den Hormonkreislauf ein, der für die Appetitregulation zuständig ist. Neben Übergewicht und Unfruchtbarkeit nimmt auch die Häufigkeit von Diabetes mellitus Typ 2 und Tumoren in hormonabhängigen Geweben wie Brust, Hoden, Prostata und Eierstöcken zu. Allerdings ist noch nicht geklärt, ob diese Erkrankungen durch die Substanzen selbst zunehmen oder eine Folge der Adipositas sind.

Grundsätzlich kann die Anzahl der Fettzellen bis zur Pubertät zunehmen. Überernährung in der Kindheit hat also eine erhöhte Anzahl an Fettzellen zur Folge, die dann zeitlebens gut gefüllt sein wollen. Nach der Pubertät entstehen keine neuen Fettzellen mehr. Es ändern sich nur noch der Füllzustand und damit das Volumen der Fettzellen.

Der russische Chemiker Alexander Dianin synthetisierte 1891 erstmals Bisphenol A, das heute zur Herstellung von Kunststoffen und als Weichmacher dient. 1936 suchten die britischen Biochemiker Edward Charles Dodds und Wilfrid Lawson nach einem Östrogenersatz, da die Gewinnung aus Stutenurin zu aufwendig und teuer war.[38] Bisphenol A zeigte diese Wirkung, allerdings wurden bald besser wirkende Stoffe gefunden.

Bisphenol A steht im Verdacht, das Risiko, an Brustkrebs zu erkranken, zu erhöhen. Ein direkter Einfluss auf die Fruchtbarkeit konnte bisher nicht sicher nachgewiesen werden. In Tierversuchen zeigte sich, dass die Anzahl der Fettzellen während der Entwicklung zunimmt. Auch auf die Beta-Zellen der Bauchspeicheldrüse wirkt Bisphenol A ein und kann dadurch die Insulinresistenz verstärken und das Diabetesrisiko erhöhen.[39] Darüber hinaus steht Bisphenol A auch im Verdacht, die so genannten Kreidezähne (Molaren-Inzisiven-Hypomineralisation) zu verursachen. Hierbei handelt es sich um eine mangelnde Mineralisation der bleibenden Zähne nach dem ersten Zahnwechsel im Vorschulalter. Die Zähne zerbröseln im kariesfreien Kiefer.[40]

In den letzten Jahren gerieten immer mehr hormonähnliche Substanzen, die vor allem aus Kunststoffen freigesetzt werden, in den Fokus.[41] Laut WHO sind aktuell bis zu 800 Substanzen mit hormonähnlicher Wirkung bekannt.[42] Die bekanntesten sind Diethylstilbestrol (DES), Bisphenol A, Tributylzinnhydrid (TBT), Phthalate und die Gruppe der polychlorierten Biphenyle (PCB). Für uns am sichtbarsten sind Plastikbestandteile, zum Beispiel PVC, Bisphenol A und Phthalate, die sich mittlerweile überall finden, sei es in der Luft, im Wasser oder in der tierischen und pflanzlichen Nahrung.

Während eines typischen Einkaufs in einem Supermarkt werden wir ständig mit Plastik konfrontiert. Obst und Gemüse findet sich in Plastikbehältern. Selbst die Biogurke ist eingeschweißt. Im Kühlregal sind Wurst und Käse mit Plastik verpackt. Das Ausweichen auf die Wurst- und Käsetheke hilft auch nicht weiter, denn auch dort sind die Einwickelpapiere mit Kunststoff beschichtet. Kaffee, Kekse, Gummibärchen – alles ist in Plastik verpackt. Auch Konservendosen sind innen beschichtet. Wasserflaschen aus Glas sind mittlerweile eine Rarität. Längst haben die praktischen PET-Flaschen das Glas verdrängt. Doch auch in Kosmetika, Zahnpasta und Sonnenmilch finden sich endokrine Disruptoren, zum Beispiel Triclosan zur Konservierung und UV-Filter. Endokrine Disruptoren finden sich auch in Kinderspielzeug, Babyfläschchen und Schnullern. Zwar wurde der Hauptverdächtige Bisphenol A inzwischen verboten. Der Ersatz ist aber vermutlich auch nicht viel besser. An der Kasse wird der Bon auf Thermopapier gedruckt, das ebenfalls Bisphenol A enthält. Dann kommen die Einkäufe in eine Plastiktüte, wobei mittlerweile ein Umdenken stattfindet und Plastiktüten zunehmend aus den Supermärkten verbannt werden oder nur noch gegen Aufpreis abgegeben werden. Wenn es nach dem Einkauf in der Mittagspause zurück ins Büro geht, werden wir dort mit den Ausdünstungen von Teppichen und Druckertoner konfrontiert. Und wenn wir nach der Arbeit umweltfreundlich mit dem Fahrrad nach Hause fahren, atmen wir neben den Autoabgasen die Industriestäube ein.

Die Kontamination mit endokrinen Disruptoren nimmt mittlerweile apokalyptische Ausmaße an. Man kann sich ihnen kaum entziehen. Selbst im ewigen Eis der Arktis finden sie sich. Besonders fatal ist die Kombination der verschiedenen Disruptoren, die als Cocktail-Effekt kaum vorhersehbare Wirkungen entfalten.

Aber mit dem Wissen darum kann man dennoch einiges vermeiden, indem man zum Beispiel sein Mineralwasser in Glasflaschen selbst aufsprudelt und Lebensmittel wie Obst, Gemüse, Wurst und Käse auf dem Markt kauft. In einigen Geschäften kann man Lebensmittel mittlerweile lose kaufen und in mitgebrachten Behältnissen transportieren. Selbstredend, dass die auch nicht aus Kunststoff sein sollten.

Streng genommen gehören auch die natürlich in Pflanzen vorkommenden Phytoöstrogene zu den endokrinen Disruptoren. Phytoöstrogene sind sekundäre Pflanzenstoffe, die eine strukturelle Ähnlichkeit mit Östrogen haben und an Östrogenrezeptoren binden und dort entweder östrogenartig oder antiöstrogen wirken. Wirksame Hauptbestandteile sind die Isoflavone. Zum Teil ist ihre Wirkung erwünscht und wird medizinisch eingesetzt. Extrakte aus der Wurzel der Traubensilberkerze (Cimicifuga) werden zum Beispiel zur Behandlung von Wechseljahresbeschwerden verwendet. Die Wirkungen werden unter anderem auf die Bindung an Östrogenrezeptoren zurückgeführt. Auch Extrakte aus Mönchspfeffer wirken an Östrogenrezeptoren und haben zusätzlich dopaminerge Eigenschaften.

Weniger erwünscht ist die Brustentwicklung (Gynäkomastie) bei Männern, die zu viel Bier trinken, denn auch Hopfen enthält Phytoöstrogene.[43] Generell enthalten Hülsenfrüchten wie Erbsen, Bohnen, Linsen und Soja Phytoöstrogene. In Japan, wo traditionell viel Soja verzehrt wird, ist die Brustkrebsrate im Vergleich zu Europa reduziert. Außerdem leiden die Japanerinnen unter geringeren Wechseljahresbeschwerden als die Europäerinnen.[44]

In der Pflanzenwelt bieten Phytoöstrogene einen Schutz vor Pilzen und Bakterien. Durch die fertilitätsmindernde Wirkung reduziert sich auch die Anzahl der Fressfeinde, wovon allerdings erst die nächste Pflanzengeneration profitiert.

DER APPETIT IM WANDEL DER ZEIT: GESELLSCHAFT, KLIMA UND KULTUR

Betrachtet man die historische Entwicklung von Geschmacksvorlieben, so wurde der Appetit lange Zeit davon beeinflusst, welche Nahrungsmittel in welcher Beschaffenheit überhaupt verfügbar waren. Der deutsche Kulturanthropologe und Volkskundler Gunther Hirschfelder hat sich intensiv mit der Geschichte der Ernährung in Europa befasst und seine Erkenntnisse in einem Buch zusammengefasst.[45]

Die Jäger und Sammler der Frühzeit haben sich überwiegend vegetarisch ernährt, da die Jagd aufwändig und gefährlich war. Solange Waffen fehlten, musste das Wild über Stunden zu Tode gehetzt werden. Die Entwicklung von Waffen machte die Jagd effizienter, und Feuer machte die Nahrung bekömmlicher. Über viele Jahrtausende lebten die Menschen als Nomaden. Als sie sesshaft wurden, begannen sie, Getreide anzubauen, das sie meist als Brei verzehrten. Sie entwickelten Techniken, um Lebensmittel haltbar zu machen, zum Beispiel Räuchern und Pökeln. Schließlich begannen sie auch, Nutztiere zu halten. Dabei bildete sich in Europa möglicherweise ein Überlebensvorteil heraus. Denn durch eine Genmutation konnten die meisten Europäer im Gegensatz zu Afrikanern und Asiaten Milch auch im Erwachsenenalter vertragen. Die heute in Europa beklagte Laktoseintoleranz ist also keine Erkrankung, sondern in weiten Teilen der Weltbevölkerung normal.

Bis zur Industrialisierung war die Ernährungsvielfalt der Bevölkerung sehr begrenzt. Sie bestand überwiegend aus Brei und Suppen, heimischem Obst und Gemüse je nach Saison, Milcherzeugnissen und gelegentlich Eiern und Fleisch. Auch Gewürze waren Mangelware. Verfügbar waren vor allem Salz und heimische Kräuter. Zucker war weitgehend unbekannt.

Mit der Industrialisierung und der Kolonialisierung veränderten sich die Nahrungsvielfalt und die Zusammensetzung. Der tägliche Brei wurde durch Brot und Kartoffeln abgelöst. Die Wohlhabenden profitierten von den exotischen Nahrungsmitteln aus den Kolonien und konnten sich Lebensmittel wie Reis, Tee, Kaffee und Zucker leisten.

Im Laufe der Zeit kamen durch die besseren Transportbedingungen durch Bahn und Schiff und die Mechanisierung der Landwirtschaft auch breitere Bevölkerungsschichten mit den neuen Nahrungsmitteln in Kontakt. Durch den Einsatz von Kunstdünger wurde die Landwirtschaft effektiver und ergab höhere Erträge.

Im ersten Weltkrieg wurden die Soldaten durch Konserven ernährt. Doch sie erhielten auch Schokolade, ein bis dahin in der Bevölkerung unerschwingliches Nahrungsmittel, das nach dem Krieg jedoch auch in der breiten Bevölkerung ankam.

Kaum verwunderlich ist, dass die NS-Ideologie auch die Ernährung einbezog. Schwarzbrot wurde schließlich als typisch deutsch propagiert, das dem „geschmacklosen" Weißbrot der Franzosen vorzuziehen war.

In Deutschland wurde nach dem zweiten Weltkrieg die Ernährung auch durch die Besatzungsmächte geprägt. Während Westdeutschland von Care-Paketen profitierte und die Produktionsmittel für eine funktionierende Landwirtschaft behielt und schnell aufbauen konnte, waren die frühen Jahre der DDR durch Mangel geprägt. Den Bürgern der DDR stand das Wesentliche zur Verfügung, aber Südfrüchte, echter Kaffee und bessere Schokoladen waren Mangelware.

Westdeutschland wurde im Zuge des Wirtschaftswunders von einer Fresswelle überrollt. Butter, Sahne und Fleisch standen hoch im Kurs und waren allzeit verfügbar. Auch der Konsum von Alkohol und Nikotin stieg rasant an.

Seit den 1950er-Jahren wurde Essen immer mehr zur Massenproduktion. Fertiggerichte eroberten den Markt. Kühlschrank und Gefriertruhe ermöglichten die Vorratshaltung frischer Nahrungsmittel und Küchenmaschinen vereinfachten die Zubereitung. War es erst der Elektroherd, kam später die Fritteuse hinzu. Heute ist es der Thermomix©.

Schließlich kam Essen außer Haus in Mode. Imbisse eröffneten und verkauften Brathähnchen, Schnitzel und Wurst.

Mit der zunehmenden Nahrungsmittelvielfalt kamen phasenweise Ernährungsmoden auf. In den 1960er-Jahren wurden auf Partys Hawaii-Toast, Mettigel, Käsewürfel, Fleisch in Aspik und Götterspeise gereicht.

Die Gastarbeiter brachten ihre eigenen Nahrungsvorlieben mit und eröffneten Restaurants. Gleichzeitig erweiterte sich der Nahrungshorizont durch Fernreisen in südeuropäische Länder. Die Westdeutschen gewöhnten sich an Gyros, Pizza, Pekingente und Döner. Auch Zitrusfrüchte und ab den 1980er-Jahren auch exotisches Obst wie Kiwis eroberten die Supermärkte. Nach der Wende haben sich die Geschmacksvorlieben in Ost und West rasch anglichen. Doch auch die DDR hatte eigene Lebensmittel und Gerichte, die die Wende überdauert haben, zum Beispiel Spreewaldgurken, Solianka, Eierschecke und die Schokocreme Nudossi, die durchaus mit der westdeutschen Konkurrenz mithalten kann.

Mittlerweile ist der Nahrungsmittelmarkt mehr als gesättigt. Es gibt nichts Ungewöhnliches mehr, was man nicht irgendwo bekommen könnte. Die Nahrungsmittelindustrie ist gezwungen, sich immer neue Geschmackskreationen auszudenken, um zu bestehen.

Inzwischen sind wir so wohlhabend, dass wir es uns erlauben können, zu verzichten. Das Überangebot an Nahrungsmitteln hat daher eine Gegenreaktion ausgelöst. Nun rollt langsam eine Gesundheitswelle auf das Land zu. Entscheidend ist jetzt nicht mehr nur der Appetit, sondern der gesundheitliche oder ökologische Wert eines Nahrungsmittels. Auch auf diesen Zug springt die Nahrungsmittelindustrie auf und offeriert »Functional Food«, das mit Vitaminzusätzen, lebenden Joghurtkulturen und cholesterinsenkender Wirkung verspricht, die Gesundheit zu fördern. Superfood wie Chiasamen, alte Getreidesorten und Gojibeeren muss es jetzt sein. Das Bewusstsein für potenziell schädliche Aspekte des Essens führt mittlerweile dazu, dass je nach Saison bestimmte Nahrungsmittel als gesundheitsschädlich gebrandmarkt werden, bis Gras über die Sache gewachsen ist. Der Trend geht zu kleinen Bioläden und Märkten. Wobei mittlerweile auch Bioketten existieren, die in ihrer Angebotsvielfalt mit Supermärkten mithalten können.

ZU ARM FÜR GESUNDE ERNÄHRUNG?

Die in der Familie übliche Ernährungsform unterliegt verschiedenen Einflüssen. Dem sozioökonomischen Status kommt dabei eine besondere Bedeutung zu.

Die Autoren Benjamin Kuntz und Thomas Lampert untersuchten zu diesem Thema mehrere Studien und veröffentlichten die Ergebnisse 2010 im *Deutschen Ärzteblatt.*[46] Fast alle untersuchten Studien fanden einen Zusammenhang zwischen geringer Bildung, niedrigem Einkommen, geringem sozialen Status und Übergewicht. Dies gilt für Männer und Frauen gleichermaßen.

In den letzten 50 Jahren ist es zu einem gesellschaftlichen Wandel gekommen. Früher war der Reiche dick, heute der Arme. Das so genannte Wohlstandsessen war den Reichen vorbehalten. Lachs, Austern, Champagner und Kaviar galten als kulinarisches Statussymbol. Doch mittlerweile gibt es diese Delikatessen für fast alle erschwinglich beim Discounter.

Doch woran liegt es, dass heutzutage Menschen mit geringem sozioökonomischen Status eher zum Übergewicht neigen? Haben Menschen mit geringem sozioökonomischen Status mehr Appetit? Kennen sie sich zu wenig mit gesunder Ernährung aus? Oder können sie sich eine gesunde Ernährung nicht leisten?

Zumindest sind sie erheblichen Belastungen ausgesetzt. Mit wenig Geld ist das Leben mühsamer und mit geringer Bildung stehen nur gering bezahlte Jobs zur Verfügung, wenn überhaupt. Viele sind auf staatliche Unterstützung angewiesen. Die existenzielle Not ist täglich spürbar. Es ist zwar für das Wesentliche gesorgt. Doch Kinder aus diesen Familien erfahren Ausgrenzung, da sie von vielem, was für »Normalverdiener« selbstverständlich ist, ausgeschlossen sind. All das verursacht Stress. Und wie später noch ausführlich dargelegt, hat Stress einen erheblichen Einfluss auf die Appetitregulation.

Letztendlich lässt sich jedoch hinsichtlich der Ursachen gegenwärtig nur spekulieren. Die Ergebnisse einer umfangreichen vom Robert Koch-Institut (KiGGS) initiierten Untersuchung von mehr als 17 600 Kindern und deren Eltern zwischen 2003 und 2006 legen nahe, dass es nicht am Geldmangel allein liegt, sondern eher am generell ungesunden Lebensstil, der von Bewegungsmangel, stärkerem Fernseh- und PC-Konsum und zu fetter und unregelmäßiger Ernährung geprägt sei. Häufig fehle eine regelmäßige Mahlzeitenstruktur, das heißt, es werde immer dann gegessen, wenn gerade Appetit aufkommt, und dann das, was gerade verfügbar ist.[47]

Auch wenn das verfügbare Einkommen nicht allein für das häufigere Übergewicht bei Menschen mit geringem sozioökonomischen Status verantwortlich ist, so muss an dieser Stelle angemerkt werden, dass die Kosten für eine ausgewogene Ernährung mit Vollkornbrot, frischem Obst und Gemüse und fettarmem Fleisch um etwa ein Drittel höher liegen als eine Ernährung mit Toastbrot, Fertiggerichten, Konserven, fettreichem Hackfleisch, billigen Wurstsorten und Chips. Häufig fehlt es an Wissen, aber nicht nur. Arme Menschen sind oft nicht so mobil, da sie sich kein Auto leisten können und auf öffentliche Verkehrsmittel angewiesen sind, sodass eher beim Discounter um die Ecke eingekauft wird. Auch eine Vorratshaltung ist aus Platzmangel und fehlendem Gefrierschrank schwierig.

Doch auch arme Eltern wollen die Bedürfnisse ihrer Kinder erfüllen, damit sie nicht ausgegrenzt werden. Dies geht oft zulasten der Ernährung, da das Geld für die in der Peergroup angesagte Kleidung und andere Statussymbole, zum Beispiel das Handy, ausgegeben wird.

Andererseits beweisen Familien, die traditionell einen Garten bewirtschaften, dass sie sich trotz geringen Einkommens gesund ernähren können. Das Wissen darum und die Fertigkeiten geben sie an die nächste Generation weiter.

KLIMA UND KULTUR BESTIMMEN, WAS AUF DEN TELLER KOMMT

Kulturelle Nahrungsmittelvorlieben sind auch klimatisch geprägt. Denn das Klima bestimmt letztendlich, was gedeiht und als Nahrungsmittel zur Verfügung steht. In Asien wächst Reis besser als die Kartoffel, die ursprünglich aus den Anden stammt und erst mit der Eroberung Südamerikas nach Europa gelangte und im dortigen Klima auch gedieh.

In Island ist die Landwirtschaft durch die Kälte und viel Regen erschwert. Reichlich verfügbar ist aber Fisch, der in allen Variationen zur Esskultur dort gehört.

In Ländern mit feucht-heißem Klima verderben Nahrungsmittel schneller, da potenzielle Erreger bessere Wachstumsbedingungen vorfinden. Scharfe Gewürze wie Chili und Ingwer haben eine desinfizierende Wirkung, was eine Erklärung dafür sein könnte, dass in Asien, Afrika und Südamerika traditionell sehr scharf gegessen wird.

In Deutschland wird eher wenig gewürzt. Die typische deutsche Hausmannskost nutzt hauptsächlich Pfeffer, Salz und Gartenkräuter. Als Geschmacksträger wird gerne Sahne verwendet. Die Russen lieben Zwiebeln, Knoblauch und Fleisch. Und im mediterranen Raum werden neben Knoblauch und Oliven heimische Kräuter wie Oregano, Rosmarin und Thymian verwendet.

Doch allein in Deutschland finden sich regionale Unterschiede: Karpfen wird beispielsweise im Norden gekocht, in Franken frittiert. In Norddeutschland wird die Kartoffel als Salzkartoffel bevorzugt und in Süddeutschland als Kloß verarbeitet. Dann gibt es als Sättigungsbeilage noch Semmelknödel im Südosten und Spätzle im Südwesten.

Auch Nahrungstabus haben einen Einfluss auf die Ernährungsvorlieben und den Appetit der jeweiligen Kultur. Häufig sind sie religiös begründet, aber bei genauerem Hinsehen findet sich oft ein weltlicher Hintergrund.

So gilt bei den Muslimen und Juden das Schwein als unrein, was ursprünglich möglicherweise dadurch begründet war, dass Schweine sich oft im Dreck und Kot suhlen, um sich aufgrund der fehlenden Schweißdrüsen abzukühlen, was beim Menschen Ekel erzeugt. Möglicherweise hatten die Menschen aber auch einfach die Erfahrung gemacht, dass der Genuss von Schweinefleisch schwere Erkrankungen auslösen kann, zum Beispiel durch Trichinen, winzige Wurmparasiten, die vor allem durch rohes Schweinefleisch übertragen werden.

Jenseits von religiösen Glaubensvorschriften wurde das Rind in Indien vor allem deshalb zur heiligen Kuh, da sie zu wertvoll war, um sie zu essen. Kühe dienten als Arbeitskraft, gaben Milch und ihr Dung konnte für Energiegewinnung genutzt werden.

Feiertage gehören zu jeder Kultur dazu. Und sie werden häufig mit bestimmten Nahrungsmitteln zelebriert. Es ist Ende August. Die Sonne scheint, das Thermometer misst fast 30 Grad Celsius im Schatten. Und im Supermarkt finden sich die ersten Lebkuchen. Wie jedes Jahr beginnt in der letzten Augustwoche die Weihnachtssaison. Und obwohl fast jeder behauptet, so früh noch gar keinen Appetit auf Weihnachtsleckereien zu haben, muss es doch eine ganze Menge heimlicher Käufer geben. Wären die Lebkuchen Ende August Ladenhüter, würden sie nicht angeboten werden. Doch sobald die Tage kürzer werden, werden die ersten schwach. Und spätestens Ende Oktober werden Lebkuchen nicht mehr nur heimlich, sondern offen verzehrt. Gäbe es Lebkuchen ganzjährig, würden wir wohl nicht auf die Idee kommen, mitten im Sommer Lebkuchen zu essen. Sommer und Lebkuchen passen irgendwie nicht zusammen.

Im Sommer bevorzugen wir Eis. Wir haben eher Appetit auf frisches Obst und Salat als auf Rotkohl und Kloß. Und Fleisch mögen wir am liebsten gegrillt. Im Winter hingegen darf es gerne deftig sein. Und das liegt nicht nur an der Verfügbarkeit. Über viele Jahrhunderte prägte die jahreszeitliche Verfügbarkeit die Ernährung. Im Frühling und Sommer wurde frisch gegessen, was der Garten hergab. Im Herbst wurde für den Winter eingeweckt und eingelagert. Die Auswahl an Obst war begrenzt, da sich vom heimischen Obst nur Äpfel richtig lange lagern ließen. Beeren wurden hingegen zu Kompott und Marmelade.

Heute sind wir durch die Globalisierung weitgehend unabhängig von der jahreszeitlichen Verfügbarkeit, da Obst und Gemüse das ganze Jahr in Treibhäusern angebaut werden können und saisonales Obst wie Erdbeeren aus den Ländern der Südhalbkugel auch in unserem Winter importiert werden können.

Dennoch haben wir im Winter auf andere Dinge Appetit als im Sommer. Hierbei sind wir auch durch kulturelle und religiöse Bräuche und Rituale geprägt. Weltweit werden im Winterhalbjahr religiös geprägte Feste gefeiert, bei denen oft über mehrere Tage gemeinsam in der Familie oder Gemeinde gespeist wird. Der Zubereitung und der Auswahl des Festessens kommt dabei eine große Bedeutung zu.

Doch warum gerade im Winter? Möglicherweise soll das Feiern in Gemeinschaft bei einem üppigen Mal auch die dunkle Stimmung des Winters aufhellen. In vielen Kulturen werden Lichterfeste gefeiert, zum Beispiel das Chanukka-Fest im Judentum oder das Luciafest in Skandinavien. Interessant ist in diesem Zusammenhang die Tatsache, dass im Christentum Jesu Geburt in den Dezember verschoben wurde. Astrologisch gesehen datiert Jesu Geburt eher in der ersten Märzhälfte. Dazu würden auch die Hirten auf der Weide passen, da die Schafe im Dezember draußen noch kein Futter gefunden hätten.

Um sich den Winter zu versüßen, wurde schließlich auch die »fünfte Jahreszeit« eingeführt, der Karneval. Hier findet die Feierei noch einmal einen Höhepunkt, bis an Aschermittwoch alles vorbei ist. Danach beginnt die Fastenzeit. Die Notwendigkeit, sich zumindest zeitlich begrenzt zu enthalten, findet sich ebenfalls in allen Kulturen. Es dient unter anderem der Reinigung der Seele, der Kontemplation und der Nähe zu Gott. Erst in der heutigen Zeit ist der positive Nebeneffekt, dabei einige Pfunde zu verlieren, in den Vordergrund gerückt.

Lichtmangel und Kälte scheinen einen Einfluss auf den Appetit zu haben. Je nach Außentemperatur nimmt bei Kälte der Energiebedarf geringfügig zu, um die Körpertemperatur bei 37 Grad Celsius zu halten. Allerdings ist dieser Effekt minimal und würde bei minus 10 Grad Celsius noch nicht einmal 100 Kilokalorien pro Tag bedeuten. Und da wir uns nicht nackt draußen aufhalten, sondern warm gekleidet in geheizten Räumen, ist der Kälteeffekt zu vernachlässigen.

Früher war die Winterzeit Ruhephase. Da keine Feldarbeit erledigt werden musste, zogen sich die Menschen zurück und passten ihren Schlafrhythmus an die Dauer der Dunkelheit an. Im Tierreich ziehen sich einige Säugetiere zum Winterschlaf oder zumindest zur Winterruhe zurück. Dabei wird der Stoffwechsel extrem gedrosselt, und die Energie für das Überleben wird aus den zuvor angefutterten Fettspeichern gewonnen.

Winterschlaf kann eine praktische Sache sein, dachte sich wohl auch Stanley Kubrick, als er 1968 die Helden seines Science-Fiction-Klassikers »2001: Odyssee im Weltraum« für die lange Reise zu fernen Planeten in eine Art Winterschlaf versetzte. Tatsächlich hat noch vor 100 Jahren ein sibirischer Volksstamm eine Art Winterruhe gehalten. Sie standen nur einmal am Tag auf, um ein Stück Brot zu essen und Wasser zu trinken und legten sich dann wieder schlafen. Die Zeit der Winterruhe hatte sogar einen eigenen Namen: »Lotska«.[48] Da auch die dem Menschen verwandten Lemuren Winterschlaf halten können, machte sich der Marburger Tierphysiologe Gerhard Heldmaier auf die Suche nach Kandidatengenen, die den Winterschlaf regulieren.[49] Er fand im menschlichen Genom zwei Schaltergene für Enzyme, die den Stoffwechsel von der normalen Kohlenhydratverbrennung auf Fettverbrennung umstellen. Allerdings sind sie beim Menschen nicht aktiv.

Als wesentliche Ursache für einen vermehrten Appetit auf Süßes wird der Lichtmangel in der dunklen Jahreszeit angenommen. Licht beeinflusst den Schlaf-Wach-Rhythmus. Dies geschieht durch ein Zusammenspiel von Licht, dem Wachmacher Serotonin und dem Schlafhormon Melatonin. Wenn tagsüber Licht auf die Netzhaut des Auges trifft, wird die Bildung von Melanopsin angeregt. Besonders wirksam ist das mittags vorherrschende kurzwellige blaue Licht. Dieses Licht hält im Sommer viele Stunden an, während im Winter das weniger wirksame rote Spektrum der Dämmerung überwiegt. Melanopsin sendet Signale an die Zirbeldrüse, eine kleine Drüse im Zwischenhirn, die die innere Uhr steuert und den Schlaf reguliert. Durch Lichtreize angeregt, wird tagsüber Serotonin freigesetzt, das aktivierend und stimmungsaufhellend wirkt und dafür sorgt, dass wir wach bleiben. Gleichzeitig hemmt Serotonin die Freisetzung von Melatonin. Bei Lichtmangel fällt die Hemmung des Melatonins weg. Es wird mit Einsetzen der Dämmerung vermehrt ausgeschüttet und bewirkt, dass wir müde werden und schließlich einschlafen. Die höchste Melatoninkonzentration wird gegen drei Uhr morgens erreicht. Mit Einsetzen der Morgendämmerung fällt die Hemmung des Melatonins weg, und wir wachen auf.

Um im Winter trotz der kürzeren Helligkeit wach zu bleiben, wird vermehrt Serotonin benötigt, um das Melatonin in Schach zu halten. Serotonin wird aus der Aminosäure Tryptophan gebildet. Es wird angenommen, dass hierdurch der Appetit auf tryptophanhaltige Lebensmittel gesteigert wird. Besonders reich an Tryptophan sind Nüsse, Fleisch, Bananen, Datteln und Schokolade – alles Nahrungsmittel, die traditionell in der Vorweihnachtszeit gegessen werden.

Durch unsere Arbeitswelt und das permanente künstliche Licht in der dunklen Jahreszeit ignorieren wir den natürlichen Taktgeber unserer inneren Uhr, die durch das Sonnenlicht gesteuert wird. Das führt dazu, dass wir uns im Winter schneller müde und träger fühlen. Einige Menschen bemerken auch eine melancholische Stimmung.

In seltenen Fällen kann sich die Melancholie zu einer Depression ausweiten. 1984 beschrieb Norman E. Rosenthal erstmals die so genannte Winterdepression, die vor allem in Skandinavien vorkommt, wo die Dunkelphasen im Winter sehr lange andauern. Die Symptomatik ähnelt einer Depression mit Niedergestimmtheit und Lustlosigkeit und Antriebsminderung. Aber anders als bei der typischen Depression leiden die Betroffenen nicht unter Appetitminderung und Schlaflosigkeit, sondern haben vielmehr ein erhöhtes Schlafbedürfnis und vermehrten Appetit. Während eine typische Depression unabhängig von der Jahreszeit auftritt, ist die Winterdepression an die dunkle Jahreszeit gebunden. Als wesentliche Ursache wird ein Ungleichgewicht im Serotonin-Melatonin-System angenommen.[50]

Die Behandlung der Winterdepression erfolgt mit Licht. Die künstliche Beleuchtung in Gebäuden ist hierfür allerdings nicht geeignet, da sie zu schwach ist. Es kommen daher spezielle Lampen mit einer Beleuchtungsstärke von 10 000 Lux zum Einsatz. In der Regel reicht es aus, sich am Morgen eine halbe Stunde vor die Lampe zu setzen. Dabei muss man nicht in das Licht starren, denn es erreicht die Netzhaut auch durch die Augenlider, sodass man die Zeit zum Frühstücken und Zeitunglesen nutzen kann. In leichteren Erkrankungsfällen reicht jedoch auch ein Spaziergang in der Mittagszeit. Auch bei Bewölkung kommt noch genug Licht an.

Durch die geringere Lichtintensität im Winter kommt es in unseren Breiten zu einem relativen Vitamin-D-Mangel. Vitamin D wird über die Haut durch Lichteinfall gebildet. Die Kleidung behindert zusätzlich die Vitamin-D-Bildung in der Haut. Inzwischen verdichten sich die Hinweise auf einen Zusammenhang zwischen Vitamin-D-Mangel und Winterdepressionen. Die Vitamin-D-Gabe hat sich in einigen Fällen als hilfreich erwiesen.[51] Doch es konnte auch ein Zusammenhang zwischen einem niedrigem Vitamin-D-Spiegel und Übergewicht festgestellt werden. Vitamin D wird im Fettgewebe gespeichert und nur schwer wieder frei gegeben.[52] Je dicker die Fettschicht, desto weniger gespeichertes Vitamin D steht zur Verfügung. Ein geringer Vitamin-D-Spiegel fördert wiederum über eine Steigerung des Parathormons die Bildung von Speicherfett, ein Teufelskreis.

Die Feiertage, die eigentlich über die trübe Jahreszeit hinweghelfen sollen, verdichten diesen Teufelskreis noch, wie eine Studie der finnischen Gesundheitswissenschaftlerin Elina Helander nahelegt. Sie verglich die Gewichtszunahme über die Feiertage in den USA, in Deutschland und Japan miteinander und stellte fest, dass die deutschen Studienteilnehmer über Weihnachten im Schnitt 0,8 Kilogramm zunahmen. In den USA begann die Gewichtszunahme bereits im November mit Thanksgiving. Anders verhielt es sich in Japan, wo die Gewichtszunahme im Mai am stärksten war, der Zeit, in die in Japan die meisten Feste fallen.[53]

DIE ANATOMIE DES APPETITS

Obwohl wir nach zahlreichen Diäten und der Lektüre unzähliger Ernährungsratgeber die wesentlichen Regeln für eine ausgewogene Ernährung kennen, tappen wir immer wieder in die Falle und lassen uns von süßen und fettigen Ernährungssünden verführen. Am Beispiel des Nikotinkonsums wird besonders deutlich, dass das Wissen allein nicht ausreicht, um langfristig eine positive Veränderung zu erreichen. Alle Kampagnen gegen die Gefahren des Rauchens haben nur wenig am Zigarettenkonsum geändert. Das einzige, was wirklich geholfen hat, waren drastische, von der Regierung verordnete Maßnahmen: wiederholte Steuererhöhungen und das flächendeckende Rauchverbot im öffentlichen Raum einschließlich Restaurants, Cafés und Bars.

Süßigkeiten und Fastfood sind ständig und überall verfügbar, und es bedarf einer erheblichen Selbstkontrolle, um den Verführungen zu widerstehen. Doch warum fällt es uns so schwer, trotz besseren Wissens standzuhalten?

Die beiden Autorinnen Zachenhofer und Reddy stellen in ihrem Buch *Kopfsache schlank*[54] fest, dass es im Gehirn vier Bereiche gibt, die eine wesentliche Rolle bei der Appetitregulation spielen: Hypothalamus, Stiatum, Belohnungssystem und präfrontaler Kortex.

All unser Wissen über eine gesunde Ernährung, das Planen einer Ernährungsumstellung, die Motivation zur Veränderung und die Fähigkeit, aufkommende Gelüste zu zügeln, wird über das Stirnhirn, den so genannten präfrontalen Kortex, gesteuert. Der präfrontale Kortex ist Teil des Großhirns, das sich grob vereinfacht in vier Bereiche gliedert: Das Frontalhirn vorne für Planen, Motivation und Kontrolle, das Parietalhirn oben für die Wahrnehmung von Sinnesreizen und die bewusste Ausführung von Bewegungen, das Okzipitalhirn hinten für das Sehen und das Temporalhirn an der Seite für das Speichern und Abrufen von Erinnerungen und das Wahrnehmen von Gefühlen. Das Bewusstsein hat seinen Sitz im Großhirn.

Unser Großhirn ermöglicht es uns also, bewusst wahrzunehmen, ob wir satt oder hungrig sind. Im Grunde müssten wir nur entsprechend handeln – also nur essen, wenn wir hungrig sind, oder mit dem Essen aufhören, sobald wir satt sind.

Das würde wahrscheinlich sogar klappen, wären da nicht der Hypothalamus, die Basalganglien und das Belohnungssystem. Alle drei liegen in der Tiefe des Gehirns und arbeiten im Verborgenen, also unbewusst. Dass bestimmte Vorgänge unbewusst reguliert werden, ist durchaus sinnvoll. Es wäre viel zu zeitaufwändig und unökonomisch, wenn wir uns zum Beispiel bei jedem Atemzug erst entscheiden müssten, ob wir nun einatmen oder nicht, oder ob das Herz langsam oder schneller schlagen soll.

Auch der Appetit wird im Gehirn überwiegend unbewusst reguliert. Jenseits unseres Wissens und unserer Vorsätze kann die unbewusst ablaufende Appetitregulation durch allerlei Einflüsse gestört werden, zum Beispiel durch die Zusammensetzung der Nahrung, durch Geschmacksverstärker, durch Krankheiten oder Medikamente.

Doch zum Glück gibt es keine starre Trennung zwischen Bewusstsein und Unbewusstem. Die verschiedenen Gehirnbereiche stehen in Form von Regelkreisen miteinander in Verbindung. Das bedeutet, dass wir den unbewussten Vorgängen nicht hilflos ausgesetzt sein müssen. Wenn wir die verschiedenen an der Appetitregulation beteiligten Zentren kennen und sie verstehen, können wir über unsere Ernährung und über unser Verhalten bewusst eingreifen.

DER HYPOTHALAMUS

Seit drei Jahren litt die 57-jährige Elisa Moser unter zunehmenden Kopfschmerzen, Gedächtnisstörungen und Sehstörungen. Doch am meisten quälte sie ein unbändiger Appetit, der mit einer massiven Gewichtszunahme einherging. Als sie schließlich die Klinik in Würzburg aufsuchte, konnten die Ärzte nichts mehr für sie tun. Nach wenigen Wochen starb sie. Das war 1839.

Dieser ungewöhnliche Fall ließ dem behandelnden Arzt Bernard Mohr keine Ruhe, daher veranlasste er eine Obduktion, um der Ursache der rätselhaften Symptomatik auf dem Grund zu gehen. Zunächst untersuchte er den Bauchraum und die Organe und fand dort extreme Fetteinlagerungen. Dann nahm er sich das Gehirn vor und entdeckte einen großen Tumor, der den Hypothalamus und die Hypophyse vollständig durchsetzt hatte.[55] Mohr vermutete die Ursache zunächst in der Hypophyse. 1902 beschrieb der Wiener Pathologe Alfred Fröhlich einen ähnlichen Fall. Nach ihm wurde schließlich das Fröhlich-Syndrom benannt, dessen Leitsymptom massives Übergewicht in Verbindung mit endokrinen Störungen ist.

1904 berichtete der ebenfalls in Wien tätige Pathologe Jakob Erdheim von mehreren Patienten mit massiver Appetitsteigerung und Übergewicht, die unter Tumoren im Hypothalamus litten, ohne dass die Hypophyse in Mitleidenschaft gezogen war. Dies führte zu der Vermutung, dass vor allem der Hypothalamus und weniger die Hypophyse für die Appetitsteigerung verantwortlich sei, was schließlich an Tierversuchen bestätigt werden konnte.

Der Hypothalamus liegt im Zwischenhirn unterhalb des Großhirns und grenzt an das Mittelhirn an. Neben dem Hypothalamus enthält das Zwischenhirn den Thalamus, der ein- und ausgehende Signale filtert und als »Tor zum Bewusstsein« gilt.

Die Hauptaufgabe des Hypothalamus besteht darin, das innere Milieu der Körpervorgänge im Gleichgewicht zu halten und es äußeren Einflüssen anzupassen. Er ist gewissermaßen der Chef des vegetativen Nervensystems. Der Hypothalamus sorgt zum Beispiel dafür, dass die Körpertemperatur von etwa 37 Grad Celsius konstant gehalten wird, unabhängig davon, ob wir im Sommer am Strand liegen oder im Winter Skifahren.

Der Hypothalamus unterhält zahlreiche neuronale Verbindungen zu anderen Hirnzentren. Ein wichtiges Erfolgsorgan ist die Hirnanhangsdrüse (Hypophyse), die der Hypothalamus durch die Freisetzung von Liberinen (fördernd) oder Statinen (hemmend) steuert. Die Hypophyse ihrerseits reguliert durch die Freisetzung von Hormonen Wachstum, Fortpflanzung und Stoffwechsel.

Für die Appetitregulation ist das Zusammenspiel zwischen Hypothalamus, dem Vagusnerv, dem limbischen System und der Hirnrinde (Kortex) von Bedeutung. Im limbischen System werden Emotionen verarbeitet, im Kortex wird das bewusste Erleben von Hunger oder Sattheit vermittelt.

Bei der Appetitregulation kann prinzipiell zwischen schnellen und langsamen Regulationsmechanismen unterschieden werden.

Die schnelle Regulation geschieht über den Vagusnerv, der eine wesentliche Verbindung zwischen Magen-Darm-Trakt und Gehirn darstellt. Dehnungsrezeptoren in der Magenwand senden über den Vagusnerv während einer Mahlzeit laufend Informationen über den Füllzustand des Magens an den Hypothalamus, bis schließlich ein Sättigungssignal ausgelöst wird. Für die schnelle Regulation ist daher vor allem das Volumen der Nahrung und weniger die Zusammensetzung entscheidend. Ein Salatteller macht daher schneller satt als ein Schokoriegel, auch wenn beide annähernd gleich viele Kilokalorien enthalten.

Bei der langsamen Regulation werden Signale nicht über schnelle Nervensignale, sondern durch Hormone über den Blutkreislauf an den Hypothalamus übermittelt. Die wichtigsten Hormone sind Insulin aus der Bauchspeicheldrüse, Leptin aus dem Fettgewebe und Ghrelin aus dem Magen.

Im Hypothalamus sind die Nervenzellen in verschiedenen Kerngebieten (Nuclei) organisiert. Für die Appetitregulation sind die beiden Kerngebiete Nucleus arcuatus und Nucleus paraventricularis von Bedeutung, die auf zwei Ebenen operieren: Im Nucleus arcuatus wird entschieden, ob Signale zur Appetitsteigerung oder zur Appetithemmung an den Nucleus paraventricularis weitergeleitet werden. Im Nucleus paraventricularis wird die entsprechende Information an die höheren Gehirnzentren weitergeleitet. Über Verbindungen mit dem Kortex nehmen wir dann Appetit oder Sättigung bewusst wahr und können entscheiden, ob wir weiteressen oder mit dem Essen aufhören.

Im Nucleus arcuatus befinden sich zwei verschiedene Nervenzellgruppen. Die Nervenzellen enthalten entweder Neuropeptid Y (NPY) oder Proopiomelanocortin (POMC). Letzteres ist eine Vorstufe des Melatonins. NPY und POMC fungieren als Botenstoffe und haben als Zielzelle die Nervenzellen des Nucleus paraventricularis. Da sie in den Nervenzellen selbst produziert und bei Bedarf ausgeschüttet werden, werden sie Neurotransmitter genannt.

Wenn die Zucker- und Fettspeicher leer sind, wird NPY freigesetzt, das an spezifische Rezeptoren im Nucleus paraventricularis bindet. Die Nervenzellen des Nucleus paraventricularis senden daraufhin ein Signal an die höheren Gehirnzentren, sodass wir Appetit wahrnehmen.

Sind die Zucker- und Fettspeicher hingegen gefüllt, werden die POMC-Neuronen aktiv. Sie vermitteln über Rezeptorbindung an den Nervenzellen des Nucleus paraventricularis die Wahrnehmung von Sättigung. POMC-Neuronen stellen gewissermaßen den Gegenspieler von NPY-Neuronen dar. Sie können sich im Nucleus arcuatus gegenseitig blockieren. Ist POMC aktiv, wird NPY gehemmt und umgekehrt.[56]

Die Informationen über den Blutzuckerspiegel und über den Füllzustand der Fettspeicher werden über Hormone an die Nervenzellen des Nucleus arcuatus vermittelt. Die drei wichtigsten heißen Insulin, Leptin und Ghrelin.

Insulin wird in der Bauchspeicheldrüse gebildet und freigesetzt, wenn der Blutzuckerspiegel nach einer zuckerreichen Nahrung hoch ist. Die Organe und die Muskulatur können den Zucker nicht direkt aus dem Blut aufnehmen, sondern benötigen Insulin, um den Zucker in die Zellen zu transportieren, wo er dann als Energiequelle zur Verfügung steht. Das Gehirn ist hingegen unabhängig vom Insulin. Es nimmt den Zucker direkt über das Gehirnwasser, den Liquor, auf. Dabei liegt der Zuckergehalt des Liquors etwa bei der Hälfte des Blutzuckerspiegels.

Ist der Blutzuckerspiegel nach der Nahrungsaufnahme hoch, bindet Insulin im Nucleus arcuatus an die POMP-Neuronen und vermittelt darüber ein Sättigungssignal. Gleichzeitig wird die Ausschüttung von NPY gehemmt.

Normalerweise wird der Appetit so reguliert, dass der Bedarf von Gehirn, Muskulatur und Organen für eine optimale Funktion gedeckt ist.

Die Leber und die Muskulatur können im begrenzten Umfang Zucker in Form von Glykogen speichern. Benötigen wir schnell zusätzliche Energie, weil wir zum Beispiel dem Bus hinterher hechten müssen, wird der in der Leber und in der Muskulatur als Glykogen gespeicherte Zucker freigesetzt und steht uns für einen schnellen Sprint zur Verfügung. Im Fettgewebe gespeicherte Fette werden nicht so schnell freigesetzt, da die Energiegewinnung aus Fett biochemisch viel aufwändiger ist als die Zuckerfreisetzung. Erst wenn sich die Zuckerspeicher leeren, zum Beispiel während eines langen Dauerlaufs oder beim Fasten, wird zunehmend das gespeicherte Fett zur Energiegewinnung herangezogen.

Isst man hingegen regelmäßig mehr, als in Form von Zucker in Leber und Muskulatur gespeichert werden kann, wird der Zucker leider nicht einfach ausgeschieden. Vielmehr handelt der Körper gewissermaßen nach dem Energieerhaltungssatz: Energie geht niemals verloren, aber sie kann ihren Zustand ändern. Die Transformation von Zucker in Fett geschieht über die Fettsäuresynthese. Das so gebildete Fett lagert sich dann bevorzugt an Bauch und Hüften an. Von dort kann es in Notzeiten gefahrlos wieder abgebaut werden und dem Organismus zur Verfügung stehen. Unter bestimmten Umständen lagert sich Fett auch viszeral, das heißt im Bauchraum um die Organe sowie in der Leber an. Diese Art der Fettspeicherung ist anders als das so genannte Hüftgold nicht unproblematisch, da hierdurch die ernährungsbedingten Erkrankungen wie Diabetes mellitus Typ 2 und entzündliche Prozesse gefördert werden können.

Bis zu einem gewissen Grad steuert der Körper einer Überfettung entgegen. 1994 gelang der Arbeitsgruppe um Friedman[57] der Durchbruch, als sie den Einfluss von Leptin auf das Sättigungszentrum im Hypothalamus in Mäuseversuchen nachweisen konnten. Generell gilt: Sind die Fettzellen gut gefüllt, setzen sie Leptin frei, das über den Blutweg die Nervenzellen des Nucleus arcuatus erreicht und dort ähnlich wie Insulin wirkt. Über die Stimulation von POMC-Neuronen und die Hemmung von NPY-Neuronen senkt Leptin ebenfalls den Appetit.

Die Entdeckung des Leptins weckte große Hoffnungen. Endlich schien ein Weg gefunden zu sein, der epidemischen Fettsucht zu Leibe zu rücken. Doch leider enttäuschte Leptin als Medikament. Bei stark übergewichtigen Probanden war Leptin in Tablettenform wirkungslos. Vielmehr fiel auf, dass bei Adipositas der generelle Leptingehalt im Blut viel höher war als bei Schlanken. Als Grund wurde eine Leptinresistenz angenommen. Man weiß aus anderen Bereichen der Medizin, dass bei andauernder Überstimulation die Empfindlichkeit der Zellen abnehmen kann.

Doch wie entsteht nun eigentlich das Hungergefühl? Es dauerte bis Ende des letzten Jahrhunderts, bis ein Hormon identifiziert wurde, das maßgeblich für das Hungergefühl verantwortlich ist. Die Entdeckung des Ghrelin wurde 1999 veröffentlicht.[58] Ghrelin wird vor allem in den Belegzellen des Magens, aber auch von den ε-Zellen der Bauchspeicheldrüse produziert. Es reguliert die Nahrungsaufnahme und die Sekretion von Wachstumshormon. Haben wir mehrere Stunden nichts gegessen und benötigen Energie, wird Ghrelin freigesetzt. Über das Blut gelangt es an den

Nucleus arcuatus im Hypothalamus und bindet an die NPY-Neuronen. Das freigesetzte NPY bindet an die Nervenzellen des Nucleus paraventricularis und löst ein Hungergefühl aus. Doch Ghrelin kann noch mehr. In einer Studie, die 2008 veröffentlicht wurde, fanden die Forscher heraus, dass Mäuse nach längerem Fasten in Stresstests besser abschnitten als die satten Tiere aus der Vergleichsgruppe. Auch erwiesen sie sich als weniger ängstlich. Die Forscher brachten diese Ergebnisse mit dem erhöhten Ghrelinspiegel im Blut der fastenden Tiere in Zusammenhang.[59] Möglicherweise ergibt sich hieraus ein Zusammenhang zwischen Stress und gesteigertem Appetit. Auch Schlafmangel führt zu einer vermehrten Ghrelin-Ausschüttung und fördert dadurch möglicherweise die Adipositas.

Zusammengefasst kann festgehalten werden, dass Insulin und Leptin als Sättigungshormone und Ghrelin als Hungerhormon wirken.

An der Appetitregulation sind noch andere Hormone beteiligt. Sättigend wirken dabei Histamin, Serotonin, Dopamin und Melatonin, appetitsteigernd Galanin, Orexin, Noradrenalin und Kortison.

Diese recht komplexe Darstellung stellt letztendlich eine grobe Vereinfachung dar und erklärt lediglich die basalen Mechanismen der Appetitregulation, die vor allem für die Grundnährstoffe Zucker und Fett gelten. Doch die Appetitregulation ist vielschichtig. Bestimmte Gelüste auf sonst eher selten verspeiste Nahrungsmittel wie die berühmten sauren Gurken in der Schwangerschaft deuten daraufhin, dass über den Appetit auch ein Mangel an Mineralstoffen und Vitaminen ausgeglichen werden kann. Wie und an welcher Stelle im Gehirn das passiert, ist noch nicht erforscht. Da der Wasser- und Elektrolythaushalt ebenfalls über den Hypothalamus reguliert wird, ist hier zumindest der Salzhunger nach ausgeprägtem Schwitzen erklärbar. Ein Vitaminzentrum wurde hingegen bislang nicht entdeckt.

DAS STRIATUM

Jonas freute sich jede Woche auf Samstagabend, denn dann versammelte sich die Familie vor dem Fernseher, um gemeinsam einen Film oder eine TV-Show zu gucken. Um den Fernsehgenuss komplett zu machen, gab es Chips, Schokolade und Cola.

Zwanzig Jahre später entspannte sich Jonas immer noch gerne vor dem Fernseher. Auch wenn er statt mit der Familie den Fernsehabend mit seiner Freundin Inga verbrachte und das Programm über das Internet kam – eins hatte sich nicht geändert: Zu einem gemütlichen Filmabend gehörten Chips und Schokolade. Nur die Cola hatte er inzwischen durch Rotwein ersetzt.

Jonas wäre nie auf die Idee gekommen, an diesem Ritual etwas zu verändern, wenn Inga nicht eines Tages mit Blick auf seinen Bauchansatz vorgeschlagen hätte, das Essen vor dem Fernseher sein zu lassen. Zunächst noch skeptisch stimmte Jonas Inga zuliebe zu. Das sollte doch kein Problem sein, es ging schließlich um den Film und nicht ums Essen. Der Film begann und Jonas wurde unruhig. Bereits nach zehn Minuten stand er auf und kam wenig später mit einer Chipstüte zurück. Die Macht der Gewohnheit hatte ihn voll im Griff. Sobald es sich Jonas vor dem Fernseher gemütlich machte, bekam er einen unbändigen Appetit auf Chips.

Hierbei handelt es sich um ein erlerntes Verhaltensmuster im Sinne einer klassischen Konditionierung. Bereits Anfang des letzten Jahrhunderts konnte der russische Arzt Iwan Pawlow an seinen berühmten Hunden die Verknüpfung eines ursprünglich neutralen Reizes (Glockenton bei gleichzeitiger Gabe von Futter) mit einer bestimmten Reaktion (Speichelfluss durch den Anblick von Futter) demonstrieren. Nach mehreren Wiederholungen reichte das Erklingen der Glocke ohne die Darbietung von Futter aus, um Speichelfluss bei den Hunden auszulösen.

Diese erlernten Verhaltensmuster haben ihre biologische Grundlage im Striatum. Das Striatum liegt in der Basis der Großhirnhälften seitlich des Thalamus. Es besteht aus dem Nucleus caudatus und dem Putamen, die entwicklungsgeschichtlich eine Einheit bilden, jedoch in der frühen Embryonalentwicklung durch das Durchwachsen der Capsula interna, der längsten Projektionsbahn des zentralen Nervensystems, getrennt wurden. Da sie jedoch weiterhin über feine Streifen grauer Substanz verbunden sind, werden sie als Striatum bezeichnet. Vorne sind Nucleus caudatus und Putamen durch den Nucleus accumbens verbunden.

Eine wichtige Funktion des Striatums ist das Automatisieren von komplexen Handlungsabläufen. Lernen wir einen neuen komplexen Bewegungsablauf, zum Beispiel das Autofahren, müssen wir uns zunächst die einzelnen Schritte vor Augen führen und einen Handlungsplan erstellen. Das geschieht im präfrontalen Kortex, der für die Motivation und das Planen zuständig ist. Dann entscheiden wir uns bewusst dazu, die einzelnen Bewegungen auszuführen. Das Einstellen des Spiegels, das Treten der Kupplung, das Lösen der Bremse und den Wechsel des rechten Fußes auf das Gaspedal. Am Anfang haben wir in der Regel Schwierigkeiten, die notwendigen Schritte in der richtigen Reihenfolge auszuführen. Es braucht einige Übung, bis wir ein Gefühl dafür bekommen, mit wie viel Druck wir das Gaspedal treten und in welcher Geschwindigkeit wir die Kupplung loslassen müssen, um den Motor nicht abzuwürgen. Müssten wir uns diese Vorgänge bei jeder Autofahrt neu überlegen, wären die Straßen vermutlich leer, denn im Zweifelsfall wären wir mit der Bahn schneller am Ziel. Wenn wir jedoch regelmäßig Auto fahren, geschieht das Schalten schließlich automatisch. Wir können uns dabei mit unseren Mitfahrern unterhalten und gleichzeitig den Verkehr im Auge behalten.

Das Lernen über das Striatum erfolgt über Versuch und Irrtum. Führen wir Bewegungen aus, die nicht zielführend sind, haben sie für das Striatum keine Relevanz. Fehlerhafte Bewegungen werden nicht weiter verfolgt. Erweist sich eine Bewegung hingegen zufällig als erfolgreich, wird sie verstärkt. Je häufiger wir diese erfolgreiche Bewegung wiederholen, desto weniger müssen wir über die Ausführung nachdenken, bis schließlich ganze Bewegungsabfolgen automatisch ablaufen.

Diese Bahnung von komplexen Handlungsabläufen geschieht wie die Ausbildung eines Trampelpfades auf einer zuvor unberührten Wiese. Wenn wir das erste Mal die bestehenden Wege verlassen und eine Abkürzung quer über die Wiese nehmen, trampeln wir lediglich das Gras nieder. Machen wir das nur einmal, richten sich die Grashalme wieder auf, und die Wiese sieht nach kurzer Zeit wieder so unberührt aus wie zuvor. Gehen wir diesen Weg von nun an jedoch regelmäßig, bleiben unsere Fußspuren im Gras erhalten. Mit der Zeit werden diese Spuren immer breiter, bis sich schließlich ein neuer Weg gebildet hat.

Die Autorinnen Zachenhofer und Reddy berichten in ihrem Buch *Kopfsache schlank* über eine Studie, in der mittels funktioneller Magnetresonanztherapie das Lernen von Bewegungsabläufen im Gehirn sichtbar gemacht werden konnte. Zu Beginn waren viele Gehirnareale aktiv. Es fanden sich unter anderem Signale im präfrontalen Kortex für das Planen der Handlung, in der Sehrinde für die visuelle Kontrolle, im motorischen Kortex des Parietallappens für die Durchführung der Bewegung und im Hippocampus für das Gedächtnis. Mit zunehmender Übung verlagerte sich die Aktivität von den anderen Gehirnarealen immer mehr hin zu den Basalganglien.[54]

In seinem Buch *The Hungry Brain* zitiert der Hirnforscher Stephan J. Guyenet einige wegweisende Studien zur Funktion der Basalganglien und insbesondere des Striatums. Eine besondere Rolle spielt dabei der Neurotransmitter Dopamin, der in der Substantia nigra und in der Area tegmentalis ventralis (VTA) des Mittelhirns gebildet wird.[55] Für das Lernen von Handlungsmustern ist die Verbindung zwischen der VTA und dem Striatum von besonderer Bedeutung. Forscher platzierten bei Mäusen eine Elektrode in die VTA. Immer wenn die Maus nun zufällig mit der Nase eine Box in ihrem Käfig berührte, wurde ein leichter Strom durch die Elektrode geschickt. Daraufhin gelangte aus der VTA Dopamin in das vordere Striatum und löste bei der Maus ein Wohlgefühl aus. Man kann annehmen, dass dies für die Maus zunächst zufällig passierte. Doch mit der Zeit lernte sie, dass das Berühren der Box ein Wohlgefühl auslöst, sodass sie von nun an gezielt die Box mit der Nase anstieß.

Zusammengefasst bedeutet das: Wenn eine neue Handlung beim Lernen zufällig gut klappt, sorgt das Gehirn mit seinen Aktivitäten dafür, dass sie zukünftig immer besser klappen wird. Die Verstärkung funktioniert über Dopamin, das im Gehirn vor allem in zwei Kerngebieten gebildet wird, in der Substantia nigra und in der Area tegmentalis ventralis (VTA) im Mittelhirn. Verläuft ein Lernversuch erfolgreich, wird aus der VTA Dopamin ausgeschüttet. Dopamin erreicht das Striatum und bewirkt, dass dieser Ablauf gespeichert wird und zukünftig automatisch, das heißt ohne bewusste Kontrolle, ablaufen kann. Verstärkt wird das Ganze durch Verbindungen zum Belohnungssystem, sodass die erfolgreich ausgeführte Handlung mit angenehmen Gefühlen einhergeht.

Doch über das Striatum werden nicht nur automatische Handlungsabläufe erlernt, sondern auch Geschmackspräferenzen.

In einem Versuch konnte die Arbeitsgruppe um Anthony Sclafani an Ratten eine Geschmackspräferenz konditionieren. Er versetzte das Wasser seiner Versuchstiere mit Kirsch- oder Traubengeschmack. Beides mochten die Ratten, ohne dass sie eine Geschmacksrichtung bevorzugten. In einem Experiment wurde den Ratten immer, wenn sie von dem Traubensaft tranken, gleichzeitig halbverdaute Stärke in den Magen infundiert. Die Stärkeinfusion nahmen die Ratten nicht bewusst wahr, aber sie führte dazu, dass die Ratten schließlich den Traubensaft dem Kirschsaft vorzogen. Das funktionierte folgendermaßen: Die Ratten nahmen den Geruch und den Geschmack des Traubensafts bewusst wahr. Gleichzeitig wurden die Zuckermoleküle der Stärke von der Ratte unbemerkt über den Dünndarm ins Blut aufgenommen. Über die Zuckeraufnahme gelangte ein Signal an das Gehirn und bewirkte eine verstärkte Dopaminausschüttung am ventralen Striatum, was wiederum das Belohnungssystem aktivierte. Die Ratte lernte daraufhin, dass der Traubengeschmack mit angenehmen Gefühlen einherging, während Kirschgeschmack neutral blieb.

In weiteren Versuchen konnte festgestellt werden, dass die Geschmacksprägung auch mit Fetten und Geschmacksverstärkern funktioniert.[60]

Die meisten Menschen mögen Süßes oder Salziges. Doch einige Geschmackspräferenzen sind erlernt und zum Beispiel kulturabhängig. Die meisten Franzosen lieben fetten Käse und verbinden den strengen Geruch des Käses mit etwas Schmackhaftem, während sich viele Chinesen, die traditionell keinen Käse essen, davor ekeln.

Insgesamt hat das Ausbilden von automatischen Verhaltensmustern einen großen Vorteil: Wir sparen Energie und Zeit, wenn wir bei Routineabläufen nicht jedes Mal lange überlegen und probieren müssen, sondern einfach machen. Der Nachteil besteht allerdings darin, dass die Änderung eines konditionierten Verhaltens, wie im obigen Beispiel die Verknüpfung von Fernsehen und Chips essen, nicht so einfach ist. Denn ein Verhalten, dass sich vermeintlich bewährt hat, wird von dem Striatum nicht so einfach aufgegeben. Doch zum Glück ist es nicht hoffnungslos. Denn die kognitive Verhaltenstherapie hat gezeigt, dass erlernte Gewohnheiten mit bestimmten Techniken wie alternatives Handeln oder Löschen unerwünschten Verhaltens auch wieder verlernt werden können. Im Verhaltensteil ab Seite 131 werden hierzu praktische Übungen vorgestellt.

DAS BELOHNUNGSSYSTEM

Wir essen, weil wir hungrig sind, oder aus Gewohnheit. Doch manchmal essen wir auch, weil wir genervt sind, oder gelangweilt, oder traurig. Wir essen, weil wir jetzt einen besonderen Kick brauchen, der uns wieder aufrichtet, oder um etwas zu feiern. Hier tritt das mesolimbische System auf den Plan. Es stellt eine Verbindung zwischen dem vorderen Teil des Striatums und dem limbischen System dar, dem Teil des Gehirns, der für die Emotionen zuständig ist. Wird das mesolimbische System aktiv, fühlen wir uns gut. Die Stimmung hellt sich auf, wir entspannen uns. Daher wird das mesolimbische System auch als Belohnungssystem bezeichnet.

Die Hauptrolle spielt dabei der Nucleus accumbens, die vordere Verbindung von Nucleus caudatus und Putamen. Auf ihm befinden sich Dopaminrezeptoren, die auf den Neurotransmitter Dopamin reagieren. Das Dopamin stammt wie auch beim Erlernen von Automatismen aus der Area tegmentalis ventralis (VTA).

Wohlschmeckendes süßes und fettreiches Essen führt zur Ausschüttung von Dopamin aus der VTA. In der Folge nehmen wir ein Wohlgefühl und Entspannung wahr. Allerdings wirkt hier nicht das Dopamin selbst als Glückshormon, sondern die Endorphine, die über Verbindungen mit dem limbischen System, allem voran der Amygdala, ausgeschüttet werden.

In der Frühzeit, als die Nahrungsbeschaffung mühsam war, bedurfte es einer hohen Motivation, um die Anstrengungen und Gefahren der Jagd auf sich zu nehmen. Oftmals verlief die Jagd erfolglos, und alle Mühe war umsonst. Doch die Jagd war notwendig, um das Überleben zu sichern. Das Dopamin als Motivator hielt die Jäger bei der Stange, und wenn sie dann doch Beute machten, sorgte das Belohnungssystem für Freude und Wohlbefinden.

Wenn wir während eines Spaziergangs den Duft aus einer Konditorei wahrnehmen, erinnern wir uns plötzlich, dass die Franzbrötchen hier besonders gut sind. Wir wollen das Franzbrötchen, und ehe wir's uns versehen, haben wir es auch schon erbeutet. Allein der Duft und die Erinnerung an das Franzbrötchen lösen ein Verlangen aus in Erwartung einer Belohnung in Form eines Wohlgefühls, wenn wir hineinbeißen.

Die Autoren Lieberman und Long haben dem Dopamin ein ganzes Buch gewidmet.[61] Sie unterscheiden in ihrem Werk *Ein Hormon regiert die Welt* zwischen Begehren in der Zukunft, das durch das Dopamin vermittelt wird, und dem Wohlgefühl im Hier und Jetzt, das durch die Endorphine ausgelöst wird.

Die Funktion des Dopamins besteht darin, das Überleben in der Zukunft zu sichern. Unsere Erwartungen sind auf die Zukunft gerichtet. Wenn wir Hunger haben und uns etwas zu Essen kaufen, erwarten wir, dass wir nach dem Essen satt sein werden. Normalerweise wird die Erwartung erfüllt. Wir essen, sind satt, und gehen unseren Aktivitäten nach. Doch manchmal übertrifft das Ereignis unsere Erwartungen. Das kann zum Beispiel ein neuartiger Geschmack sein. Vor Jahren probierte ich mit Freunden ein neues italienisches Restaurant aus. Es gab Trüffelnudeln im Angebot. Ich hatte noch nie Trüffel gegessen. In Erwartung eines üblichen Pastagerichts nahm ich den ersten Bissen. Und wow! Es entzündete sich geradezu eine Geschmacksexplosion! Sie kam völlig unerwartet.

Wenn wir eine bestimmte Erwartung an die Zukunft haben, und das Ergebnis besser als erwartet ausfällt, wird Dopamin aktiv. Das Verlangen wird gesteigert, und wir wollen es in Zukunft immer wieder.

Doch wenn das gleiche Ereignis immer wieder auftritt, fällt der Überraschungseffekt weg. Setzt man Ratten ein besonders wohlschmeckendes Futter vor, wird zunächst besonders viel Dopamin freigesetzt. Bekommen sie das Futter schließlich täglich, fressen sie es weiterhin, aber es wird immer weniger Dopamin freigesetzt. Das Futter bietet keine positive Überraschung mehr, es ist für die Ratten zur Normalität geworden.

Doch auch Menschen geht es so. Wenn wir jeden Tag unsere Lieblingsspeise essen, wird sie uns irgendwann egal, und dann wollen wir etwas anderes. In ihrem Buch *Essen als Ersatz* beschreibt die Autorin Geneen Roth einen Selbstversuch mit Schokoplätzchen. Sie hatte es satt, ständig Diät zu leben und sich einzuschränken. Und sie hatte eine besondere Vorliebe für Schokoplätzchen. Also zog sie los und besorgte sich die notwendigen Zutaten. In den nächsten Tagen aß sie die Schokoplätzchen in allen Variationen: den rohen Teig, warm, direkt aus dem Ofen und abgekühlt. Am ersten Tag genoss sie die Plätzchen und freute sich, dass sie sich diesen Genuss zugestand. Am nächsten Tag waren die Plätzchen immer noch gut, aber nicht mehr ganz so toll. Am dritten Tag bekam sie plötzlich Appetit auf Salat. Und nach knapp einer Woche konnte sie sich nicht mehr vorstellen, jemals wieder Schokoplätzchen zu wollen.[62]

Wir begehren immer das, was wir nicht haben. Bekommen wir es dann, wird es schnell uninteressant. Und je mehr Auswahl wir haben, desto größer ist das Begehren. Dies erklärt zum Beispiel den Buffeteffekt. Die große Auswahl an nicht alltäglichen Genüssen steigert unser Verlangen. Je mehr Auswahl wir haben, desto mehr essen wir folglich.

Bereits 1965 untersuchten Wissenschaftler, ob man Übergewichtige durch Wegfall des Belohnungseffekts zum Abnehmen bringen kann. Ihre Versuchsanordnung war dabei besonders radikal. Die Versuchsteilnehmer erhielten ausschließlich Flüssignahrung aus einem Automaten. Die Flüssignahrung enthielt alle notwendigen Nährstoffe, und die Teilnehmer konnten sich jederzeit bedienen und so viel Flüssignahrung zu sich nehmen, wie sie wollten. Das Ergebnis überraschte die Forscher. Die schlanken Kontrollpersonen hielten ihr Gewicht. Sie nahmen also genau die Menge zu sich, die sie benötigten, um ihren Energiebedarf zu decken. Die Übergewichtigen verloren hingegen stetig Gewicht, da sie insgesamt viel weniger Kilokalorien zu sich nahmen als üblich. Letztendlich deckten aber auch sie ihren realen Energiebedarf mit der Flüssignahrung. Aus den Ergebnissen schlossen die Forscher, dass das Überessen aufhört, wenn die Belohnung ausbleibt. Da die Übergewichtigen im Rahmen ihrer normalen Ernährung üblicherweise über ihren Bedarf aßen, vermuteten die Forscher, dass sie allem Anschein nach sensibler für den Belohnungseffekt als die Schlanken waren.[63]

Die Arbeitsgruppe um Leonard Epstein ging der Frage nach, warum einige Menschen dazu neigen, sich zu überessen, und andere nicht. Sie ließen die Versuchsteilnehmer ein Computerspiel spielen, bei dem sie nach und nach die Anforderungen steigerten. Zu Beginn waren schnelle Erfolge möglich, und zur Belohnung gab es einen Schokoriegel. Mit jedem Level wurde es schwieriger, die Belohnung zu erhalten, bis die Anforderungen so hoch wurden, dass es sich gemäß der Kosten-Nutzen-Relation nicht mehr lohnte, weiterzumachen. Die Spieler gaben auf. In einem nächsten Schritt konnten die Versuchsteilnehmer parallel an zwei Computern spielen. Beim zweiten Computer gab es statt des Schokoriegels eine Belohnung, die nicht essbar war. Die Teilnehmer konnten im laufenden Versuch zwischen beiden Spielen hin und her switchen. Während sich bei den Schlanken keine großen Unterschiede zeigten, auf welchem Level sie die Spiele abbrachen, brachen die Übergewichtigen das Spiel mit der nichtessbaren Belohnung früher ab und spielten dafür umso länger für eine Belohnung in Form eines Schokoriegels (zitiert aus dem Buch *The Hungry Brain* von Guyenet[55]).

Hiermit bestätigte sich die Vermutung, dass sich die Menschen in ihrer Motivation, für Essen Mühen auf sich zu nehmen, erheblich unterscheiden. In der Frühzeit, als Nahrung knapp und schwer zu beschaffen war, hatten Menschen mit einer hohen Motivation einen klaren Überlebensvorteil.

In der heutigen Überflussgesellschaft kann diese Eigenschaft allerdings negativ wirken und Übergewicht fördern. Denn ein hoher Drang nach Belohnung bei ständiger Verfügbarkeit einer Vielzahl von Genüssen fördert das Überessen.

Wenn wir uns im Rahmen einer Diät bewusst einschränken, steigt mit der Zeit das Begehren, und die Übermacht des Dopamins schwächt die rationalen Entscheidungen. Wir wollen zwar standhaft bleiben, werden aber schwach, wenn wir überraschend den Duft aus der Konditorei wahrnehmen.

Diäten scheitern auch deshalb, weil uns etwas fehlt, und je länger die Diät dauert, desto mehr verschwindet die anfängliche Euphorie und macht dem Gefühl eines Verzichts Platz. Wollen wir hier die Kontrolle behalten, hilft es, zwischen Begehren und Wollen zu unterscheiden. Begehren ist in die Zukunft gerichtet. Der Weg ist das Ziel. Auf dem Weg werden wir durch Dopamin angefeuert. Haben wir das Ziel erreicht, stellt sich entweder Freude oder Ernüchterung ein. Das liegt daran, wie wichtig uns das Ziel ist, und ob sich die Mühen gelohnt haben.

Einige Menschen sind rastlos und brauchen immer ein schwer erreichbares Ziel, zum Beispiel die Lösung einer unübersichtlichen beruflichen Herausforderung. Während sie auf der Suche nach der Lösung sind, werden sie von Dopamin angefeuert. Haben sie das Problem gelöst, stellt sich Ernüchterung ein. Schnell sind sie gelangweilt, werden unruhig und machen sich auf die Suche nach einer neuen Herausforderung. Für sie ist der Weg das Ziel. Schwierig wird es, wenn es keine Ziele mehr gibt, zum Beispiel bei ehemaligen Leistungssportlern, die fatalerweise im wahrsten Sinne des Wortes unter die Räder kommen können, wenn die Sportkarriere endet und sie außerhalb des Sports keine Ziele mehr haben.

Wir müssen letztendlich damit umgehen, Begehren und Wollen in Einklang zu bringen. Um das, was wir erreicht haben, genießen zu können, muss es gelingen, im Gehirn vom auf die Zukunft gerichteten Dopamin auf die Neurotransmitter umzuschalten, die für das Wohlbefinden im Jetzt sorgen. Dazu gehören Serotonin, Oxytocin, Endorphine und Endocannabinoide. Hierbei hilft uns der präfrontale Kortex.

DER PRÄFRONTALE KORTEX

»Der Geist ist willig, doch das Fleisch ist schwach.« (Markus-Evangelium 14,37–38). Dieser Bibelspruch aus dem Markus-Evangelium bringt es auf den Punkt, wenn wir mal wieder trotz besseren Wissens unsere Vorsätze über den Haufen werfen. Das Belohnungssystem hat gesiegt. Diesmal. Aber das muss nicht immer so sein. Denn die Ratio, repräsentiert im präfrontalen Kortex, hat durchaus ein Wort mitzureden. Und wenn sie stark ist, kann sie dem Belohnungssystem kraftvoll entgegentreten. Mehr noch: Wenn wir etwas durchhalten, wird auch das Belohnungssystem aktiviert.

Der präfrontale Cortex ist das oberste Kontrollzentrum des Gehirns. Er gilt als Zentrale für Planung, Impulskontrolle und Sozialverhalten. Signale aus der Außenwelt werden mit Erfahrungen und emotionalen Bewertungen abgeglichen. Der präfrontale Kortex ist ein großer Motivator. Er versetzt uns in die Lage, unsere Möglichkeiten abzuwägen, ein Ziel zu definieren und eine Handlungsstrategie zu planen. Und er hilft uns dabei, den Plan einzuhalten und Verlockungen zu widerstehen.

Karlas innerer Dialog illustriert das Wechselspiel zwischen präfrontalem Kortex und Belohnungssystem. Seit drei Tagen hält Karla Diät. Sie ist gerade in ihre Arbeit vertieft, als Petra vorbeikommt und ihr ein Stück Schokolade anbietet. Beim Anblick der Schokolade springt sofort ihr Belohnungssystem an. Gerade, als sie nach dem Stück Schokolade greifen will, meldet sich jedoch der präfrontale Kortex: »Du bist doch auf Diät, willst du alles zunichte machen?« Erschrocken hält Karla inne. »Ein Stück Schokolade würde jetzt wirklich gut tun. Aber hinterher ärgere ich mich dann, weil ich wieder schwach geworden bin. Außerdem bin ich gar nicht hungrig.« Freundlich, aber bestimmt lehnt Karla die Schokolade schließlich ab. Was bleibt, ist ein kleines bisschen Wehmut. Und Stolz, standhaft geblieben zu sein.

Der präfrontale Kortex befindet sich an der Stirnseite des Gehirns. Er unterhält Verbindungen zum limbischen System, zum Striatum und zu den Gehirnbereichen, die für die bewusste Sinneswahrnehmung zuständig sind, die sensorischen Assoziationszentren. Die kognitiven Funktionen wie problemlösendes Denken, Vorausplanen oder zielgerichtetes Handeln sind überwiegend im dorsolateralen Bereich des präfrontalen Kortex angesiedelt. Antrieb, die Fähigkeit zur Emotionsregulation und zur Impulskontrolle werden eher durch den vorderen orbitofrontalen Bereich reguliert.

Im Idealfall halten wir unsere Pläne ein, widerstehen den Verlockungen und Ablenkungsmanövern und bleiben standhaft. Und doch werden unsere Pläne allzu oft durchkreuzt. Unter Stress oder bei starker Müdigkeit hat das Belohnungssystem leichtes Spiel. Wir sehnen uns nach Entspannung. Bei anhaltendem Fasten gewinnt das Essen eine immer stärkere emotionale Bedeutung. Der präfrontale Kortex ist weniger aktiv. Stattdessen gewinnt das Belohnungssystem die Übermacht, das durch das Dopamin vermittelte Begehren nach Essen wird stärker, bis sich alle Gedanken nur noch ums Essen drehen.

Belohnungssystem und präfrontaler Kortex sind anscheinend Gegenspieler, aber sie haben eine Gemeinsamkeit. Beide funktionieren über Dopamin. Die Autoren Lieberman und Long zeigen in ihrem Buch einen Weg auf, wie Dopamin gezähmt werden kann. Was zunächst überraschend klingt: Dopamin selbst kann Dopamin zähmen. Dies geschieht über zwei verschiedene Regelkreise. Das mesolimbische System und das mesokortikale System. Beide haben ihren Ursprung in der VTA. Von dort gelangt Dopamin an den Nucleus accumbens.

Das mesolimbische System ist aktiv, wenn wir etwas begehren. Über den Nucleus accumbens werden Signale an das limbische System geschickt. Dort werden Endorphine ausgeschüttet, die Wohlbefinden auslösen und das Begehren verstärken.

Haben wir jedoch ein konkretes Ziel, das wir auf jeden Fall erreichen wollen, wird das mesokortikale System aktiv. Vom Nucleus accumbens werden Signale an den präfrontalen Kortex geschickt. Unsere Motivation, den Plan einzuhalten, um unser Ziel zu erreichen, wird gestärkt.

Die Wirkung des Dopamins ist immer auf die Zukunft gerichtet. Begehren ist eher unkonkret und drängt auf schnelle Befriedigung, zum Beispiel das Verlangen nach etwas Süßem. Wollen hingegen bezieht sich auf ein konkretes Ziel in der Zukunft, zum Beispiel mithilfe einer Ernährungsumstellung 5 Kilogramm abzunehmen. Das mesokortikale System unterstützt uns dabei, das kurzfristige Begehren in Schach und unseren Plan einzuhalten.

Hierbei handelt es sich um ein generelles Prinzip: Jeder Regelkreis hat im Organismus neben der Aktivierung auch Rückkopplungsmechanismen, die ein Ausufern verhindern.

Doch es gibt Erkrankungen, bei denen der Regelkreis in eine Richtung verschoben ist. Bei dem Aufmerksamkeitsdefizitsyndrom ADS ist das mesolimbische System überaktiv und das mesokortikale System schwach. Die Betroffenen sind leicht ablenkbar, schnell gelangweilt und haben Schwierigkeiten, sich auf eine komplexe Aufgabe zu konzentrieren und sie durchzuhalten. Interessant ist die Behandlung dieser Störung. Als besonders wirksam hat sich Methylphenidat (Ritalin®) herausgestellt. Methylphenidat hemmt die Wiederaufnahme des Neurotransmitters Dopamin, wodurch sich die Konzentration des Dopamins erhöht und die Wirkung länger anhält. Allem Anschein nach wird dadurch das mesokortikale System gestärkt.

Am anderen Ende des Spektrums stehen die Zwangsstörungen. Durch eine Störung des mesokortikalen Systems leiden die Betroffenen unter einem ausgeprägten Drang, bestimmte Handlungen oder Rituale immer wieder auszuführen, zum Beispiel beim Verlassen das Hauses mehrfach kontrollieren, ob Herd, Bügeleisen und Licht ausgeschaltet sind. Die Betroffenen wissen, dass diese Handlungen übertrieben oder unsinnig sind, können ihm willentlich jedoch meist nichts entgegensetzen, da das Unterlassen der Handlung mit starker Angst einhergeht.

Bei der Geburt ist das Gehirn des Menschen noch nicht ausgereift. Zwischen den vorhandenen Nervenzellen muss sich erst ein funktionsfähiges Netzwerk ausbilden. Bis zum sechsten Lebensjahr wächst das Gehirn besonders schnell. Anschließend verlangsamt sich die Entwicklung. Die Hirnreifung ist erst in der Adoleszenz abgeschlossen. Am längsten dauert die Reifung des präfrontalen Kortex. Demgegenüber entwickeln sich das limbische System und das Belohnungssystem früher, sodass es zu einem Ungleichgewicht zwischen reiferen subkortikalen und unreiferen präfrontalen Hirnstrukturen kommen kann. Dies erklärt das Verhalten in der Pubertät mit häufigen Stimmungsschwankungen und vermehrtem Risikoverhalten, das mit erhöhtem Dopamin einhergeht. In der Pubertät ist der präfrontale Kortex besonders störanfällig. Stress, Traumata und Drogen können die Hirnreifung stören, die verzögert und schlimmstenfalls unvollständig erfolgt.

Die Arbeitsgruppe um Labouesse ging der Frage nach, ob fettreiche Nahrung und Übergewicht bei Heranwachsenden zu kognitiven Defiziten führen können. Dazu fütterten sie erwachsene und heranwachsende Mäuse über mehrere Wochen entweder mit normalem Mäusefutter oder mit einer fettreichen Ernährung. Erwartungsgemäß nahmen die erwachsenen Mäuse mit der fettreichen Ernährung zu. Die kognitive Leistungsfähigkeit war jedoch nicht beeinträchtigt. Anders verhielt es sich bei den heranwachsenden Mäusen. Zur Überraschung der Forscher nahmen die heranwachsenden Mäuse durch die fettreiche Nahrung kaum an Gewicht zu. Dafür schnitten sie in kognitiven Leistungstests deutlich schlechter ab als die normal ernährten heranwachsenden Mäuse. Zumindest bei Mäusen scheint die fettreiche Nahrung die Reifung des präfrontalen Kortex also zu beeinträchtigen.

Eine mögliche Erklärung bietet der reduzierte Reelingehalt im präfrontalen Cortex der fettreich ernährten Mäuse. Reelin ist für die Hirnreifung besonders wichtig, da es für die richtige Ausrichtung und Vernetzung der Nervenzellen benötigt wird. Ob es sich beim Menschen ähnlich verhält, konnte bisher noch nicht nachgewiesen werden. Es wäre aber durchaus möglich, da schädigende Effekte einer fett- und zuckerreichen Ernährung auf die Organe in zahlreichen Studien nachgewiesen sind.[64]

Doch das Wissen um die schädigende Wirkung einer fett- und zuckerreichen Überernährung reicht leider häufig nicht aus, um wirklich etwas zu verändern. Besondern deutlich wird dies am Beispiel der Gefahren, die durch Nikotin ausgehen.

Über lange Zeit blieb das Rauchverhalten in der Bevölkerung allen Aufklärungskampagnen zum Trotz nahezu unverändert. Das Begehren war gewissermaßen gegen die rationalen Argumente immun. Das Einzige, was wirklich half, war eine massive Steuererhöhung und die flächendeckende Einrichtung von Rauchverbotszonen. Rauchen war plötzlich nicht mehr überall möglich. Und es ging richtig ins Geld. Die Hürde wurde so hoch, dass es sich tatsächlich nicht mehr lohnte, weiter zu rauchen.

Seit Jahren wird auch immer wieder eine Steuer auf Süßwaren und ungesunde Knabbereien diskutiert. Doch schon die Einführung einer Lebensmittelampel scheitert an den starken Lobbyisten der Nahrungsmittelindustrie. Der Markt ist hart umkämpft, und in jeder Saison kommen neue Süßwaren und Softdrinks auf den Markt. Allzu oft siegt die Neugierde. Auch ich probiere gerne mal etwas Neues. Allerdings wurde ich auch schon enttäuscht. Wenn der bewährte Joghurtriegel plötzlich nach Pfirsich statt nach Erdbeere schmeckt, muss das nicht unbedingt eine Verbesserung sein. Und der Blick auf die Kalorienangaben kann durchaus dazu beitragen, die Neugierde zu zähmen und zu verzichten.

Wenn wir auf Diät sind und in Versuchung geraten, setzen wir vor allem auf Willenskraft. Im ersten Moment ist Willenskraft das stärkste Mittel, das uns zur Verfügung steht, auch wenn vorausschauendes Planen, die Erwartung der zukünftigen Belohnung – im Bikini am Strand gut aussehen – und das Abwägen der Konsequenzen – wenn ich jetzt schwach werde, dauert es noch länger, bis ich mein Zielgewicht erreicht habe – hilfreich zur Seite stehen. Willenskraft ist kurzfristig hilfreich, mit der Zeit ermüdet sie jedoch wie ein Muskel, der überstrapaziert wird.

Liebermann und Long berichteten in ihrem Buch über Dopamin über eine Studie, bei der Versuchspersonen gebeten wurden, hungrig ins Labor zu kommen. Dort stand ein Ofen, aus dem der Duft frisch gebackener Cookies strömte. Die Probanden wurden in zwei Gruppen geteilt. Eine Gruppe durfte in eine Schale mit Cookies greifen, die andere in eine Schale mit Radieschen. Sie wurden ermahnt, nicht von den anderen Schalen zu naschen, dann verließen die Untersucher den Raum, beobachteten aber die Versuchspersonen. Alle widerstanden. Im nächsten Schritt bekamen die Probanden eine Aufgabe. Was sie nicht wussten: Das Problem war unlösbar. Am Ende zeigte sich, dass die Keksesser viel länger durchhielten als die Radieschenesser, bevor sie aufgaben. Die Untersucher schlossen daraus, dass der Versuchung mit Willenskraft zu widerstehen auf Kosten der Frustrationstoleranz ging. Während sie der Versuchung widerstanden, war das Durchhaltevermögen reduziert.

Wenn wir trotz aller Versuchungen eine Ernährungsumstellung durchhalten wollen, müssen wir den Schritt vom Begehren hier und jetzt zum Wollen des Ergebnisses in der Zukunft vollziehen. Wir müssen überzeugt sein, dass sich die Mühe lohnt, um unser Ziel zu erreichen. Die Lage ist nicht hoffnungslos. Im zweiten Teil des Buchs werden verschiedene Strategien vorgestellt, mit denen wir unseren präfrontalen Kortex und mit ihm unser Durchhaltevermögen stärken können. Doch zunächst möchte ich noch zeigen, welche Macht Gene, Hormone und Bakterien in Bezug auf unseren Appetit tatsächlich haben.

WIE UNSERE BIOLOGIE DEN APPETIT BEEINFLUSST

Conny fraß, als könnte jederzeit eine Hungersnot ausbrechen. Fasziniert sahen wir zu, wie sie bereits als Welpe innerhalb von wenigen Sekunden ihren Fressnapf leerte. Conny war unsere Jagdhündin. Ihre Fressgier behielt Conny zeitlebens bei. Nichts war vor ihr sicher. Legendär ist in unserer Familie die Geschichte mit der Mettwurst. Meine Mutter hatte für die Weihnachtsfeier bunte Tüten für die Mitarbeiter gepackt und in der Speisekammer verwahrt. Die Tüten enthielten neben anderen Leckereien jeweils eine etwa 2 Kilogramm schwere Rummettwurst. Vor der Weihnachtsfeier war jeder im Haus beschäftigt. So fiel es auch gar nicht auf, dass Conny nicht wie sonst ständig hinter uns herlief. Ich fand sie schließlich apathisch in ihrem Körbchen. Als ich sie anblickte, drehte sie ihren Kopf weg und mied jeglichen Blickkontakt. In diesem Moment rief meine Mutter: »Wer hat die Kammertür aufgelassen?« Der Rest der Familie stürzte herbei, und dann sahen wir die Bescherung: Conny hatte sich systematisch durch eine Wurst gefressen. Nach gut zwei Dritteln hatte sie kapituliert. Die Folge war, dass sie sich in der Nacht heftig übergab, um am nächsten Morgen umso hungriger über ihren Fressnapf herzufallen.

Dass sie trotzdem schlank blieb, verdankte sie unserem zugegeben nicht immer leichten Widerstand gegen ihr anrührendes Betteln und einem ausgeklügelten Bewegungsprogramm. Neben täglichen ausgiebigen Spaziergängen fuhr mein Vater regelmäßig mit ihr aufs Feld und ließ sie mindestens eine halbe Stunde hinter dem Auto herlaufen.

SIND DIE GENE SCHULD AN UNSEREM APPETIT?

Dass Conny so verfressen war, hatte einen Grund. Conny war eine Labradorhündin. Diese Hunderasse weist besonders häufig eine Genmutation des POMC-Gen (Proopiomelanocortin) auf, das in den Nervenzellen des Hypothalamus dafür verantwortlich ist, nach fett- oder zuckerreicher Nahrung über die Botenstoffe Leptin und Insulin den Appetit zu hemmen. Ist dieses Gen verändert, wird trotz vollen Magens weiter gefressen.[65]

Dennoch war es möglich, durch die oben beschriebenen Maßnahmen Conny schlank zu halten. Und einen Vorteil hat diese Genmutation zumindest bei diesen Hunden, die auch häufig als Begleit- und Arbeitshunde für Menschen mit Behinderungen zum Einsatz kommen: Da die Hundeerziehung heutzutage gewaltfrei und in der Hauptsache durch Belohnung erfolgt, sind die Tiere durch die Aussicht, ein Leckerli zu bekommen, besonders motiviert, die gestellten Aufgaben zu erfüllen.

Viele Erkenntnisse über genetisch bedingte Störungen der Appetitregulation stammen aus Beobachtungen an Tieren. Sie lassen sich nicht immer eins zu eins auf den Menschen übertragen. Aus Zwillingsstudien ist bekannt, dass das Körpergewicht zu etwa 70 Prozent genetisch bedingt ist. Allerdings wurden bisher nur wenige Gene identifiziert, die direkt in die Appetitregulation eingreifen. Bekannt sind Gendefekte, die wie bei den Labradoren den Leptin-Melatonin-Stoffwechselweg stören. Hierzu gehören Veränderungen des POMC-Gens, des Melanocortinrezeptor-Gens MC4R und des Leptins selbst.

Die bei den Labradoren häufige Mutation im POMC-Gen lässt sich auch bei einigen Menschen nachweisen. An der Berliner Charité wurden stark übergewichtige Kinder untersucht. Es stellte sich heraus, dass vor allem Mutationen im Leptin-Melanocortin-Stoffwechselweg für das extreme Übergewicht verantwortlich sind.

Die Kinder mit dem POMC-Defekt fielen zunächst durch einen angeborenen Cortisol-Mangel und eine Nebenniereninsuffizienz auf. Im Laufe ihrer Entwicklung wurden sie extrem dick, weil ihnen das Sättigkeitsgefühl fehlte. Sie erlebten den ständigen Wechsel zwischen starkem Hunger und Übelkeit, ausgelöst durch Überessen. Und noch etwas hatten diese Kinder gemeinsam. Alle waren rothaarig, was möglicherweise mit einer Veränderung im Melatoninstoffwechsel zusammenhängt.[66] Hierzu passten Beobachtungen an orangefarbenen Mäusen, die ebenfalls eine Mutation im POMC-Gen aufwiesen.

Die Behandlung der betroffenen Kinder hat sich als äußerst schwierig erwiesen. Eine medikamentöse Therapie steht aktuell nicht zur Verfügung. Verhaltensmodifikationen wie Nahrungsbegrenzung und ein Bewegungsprogramm verliefen bisher erfolglos, sodass vor allem der psychologischen Betreuung eine große Rolle zukommt.

Während moppelige Labradore ein gewohnter Anblick sind, gibt es bei wild lebenden Tieren kaum Übergewicht. So überrascht es, dass es ausgerechnet eine Art gibt, bei der man Übergewicht nun gar nicht vermutet. Wer hat schon mal fette Fische gesehen? Tatsächlich macht in der Übergewichtsforschung ein unscheinbarer blasser blinder Fisch von sich reden: der Höhlensalmler. Ihm fehlen der Sehsinn und die Hautpigmentierung. Grund ist eine Mutation des Melanocortin-4-Rezeptors (MC4R), die auch bei Mäusen und beim Menschen bekannt ist. Normalerweise bindet das Sättigungshormon Leptin im Hypothalamus an den MC4-Rezeptor und vermittelt dadurch Sättigung. Bei Fehlfunktion des MC4-Rezeptors bleibt diese Wirkung aus, es kommt zu gesteigertem Appetit und Übergewicht.[67]

Durch Zufall fanden Kinder- und Jugendpsychiater der Universität Duisburg-Essen eine medikamentöse Therapiemöglichkeit für Betroffene mit einer MC4R-Mutation. Einer ihrer jungen Patienten litt zusätzlich zu der MC4R-Mutation an ADHS. Um seine Konzentrationsstörungen zu behandeln, bekam er Methylphenidat, das bei ADHS gute Wirkungen zeigt. Mit Methylphenidat besserte sich nicht nur die Konzentrationsfähigkeit, sondern auch das Essverhalten. Der Junge nahm sehr viel Gewicht ab. Dieses Beispiel zeigt, wie vielfach die Wechselwirkungen der Neurotransmitter bei der Appetitregulation sind.[68]

Eine weitere gravierende Genveränderung kann das Leptingen selbst betreffen. Endokrinologen fanden bei einem zweijährigen stark übergewichtigen Jungen erhöhte Leptinwerte im Blut. Doch das im Blut nachgewiesene Leptin erwies sich als wirkungslos. Grund war eine Punktmutation des Leptingens. Doch dem Jungen konnte mit der medikamentösen Leptingabe geholfen werden.[69]

Die oben beschriebenen monogenen Gendefekte am POMC- und MC4-Rezeptor sowie am Leptingen sind insgesamt sehr selten und betreffen nur einen Bruchteil der massiv Übergewichtigen.

Häufiger ist eine Punktmutation des auf dem Chromosom 16 lokalisierten FTO-Gens, die einen von sieben Europäern betrifft. Homozygote

Träger, bei denen beide Allele betroffen sind, weisen eine zu 70 Prozent höhere Wahrscheinlichkeit auf, eine Adipositas zu entwickeln. Bei ihnen konnten Forscher einen erhöhten Blutspiegel des Hungerhormons Ghrelin nachweisen. Selbst nach einer Mahlzeit blieb er erhöht. Normalerweise sinkt der Ghrelinspiegel nach dem Essen, wir verspüren keinen Hunger mehr und hören mit dem Essen auf. Von der Punktmutation Betroffene erhalten ein verspätetes Sättigungssignal und sind schneller wieder hungrig.[70]

Die funktionelle Kernspintomographie bietet über die Messung der Durchblutung die Möglichkeit, die Gehirnaktivität in verschiedenen Gehirnabschnitten zu messen. In einer Studie wurden den Teilnehmern Bilder von Nahrungsmitteln mit hohem und niedrigem Kaloriengehalt gezeigt. Dabei fiel auf, dass die homozygoten Träger des FTO-Allels die Nahrungsmittel mit hohem Kalorienbedarf besonders appetitlich fanden. Dies spiegelte sich in der Gehirnaktivität wieder, die in den Zentren des Hypothalamus, die den Appetit steuern, erhöht war. Doch nicht nur das. Auch im Belohnungssystem des Gehirns zeigte sich eine gesteigerte Aktivität, die Nahrung fungiert hier quasi ähnlich wie eine Droge. Die Aktivierung in den beiden Gehirnzentren korrelierte darüber hinaus mit dem Ghrelinspiegel im Blut.[71]

Insgesamt weist das FTO-Gen eine hohe Varianz auf. Aktuell sind 87 Genvarianten bekannt. Etwa 44 Prozent aller Europäer haben eine der Varianten, die das Risiko für Adipositas erhöhen. Die Funktion des FTO ist jedoch noch nicht ganz entschlüsselt. Es wird vermutet, dass FTO an der Ausdifferenzierung von Präadipozyten zu reifen Fettzellen beteiligt ist. Grundsätzlich können sich die Präadipozyten in braune oder weiße Fettzellen ausdifferenzieren. Während die beim Erwachsenen vorherrschenden weißen Fettzellen der Energiespeicherung dienen, speichert das mitochondrienreiche braune Fettgewebe die Energie nicht, sondern setzt sie zur Wärmeproduktion frei. Braunes Fett findet sich vor allem bei Säuglingen, die durch die größere Körperoberfläche leichter auskühlen. Beim Erwachsenen finden sich in unterschiedlichem Ausmaß Restdepots an braunem Fett, was erklären könnte, das manche Menschen auch bei hochkalorischer Ernährung kaum Fett ansetzen. FTO beeinflusst allem Anschein nach zwei Gene, die die Ausdifferenzierung der Präadipozyten zu weißen Fettzellen begünstigen.[72]

Etwa jeder siebte Mitteleuropäer ist homozygot für eine Punktmutation des FTO-Gens und hat damit ein erhöhtes Risiko, adipös zu werden. Mit der Entwicklung von Ghrelin-Antagonisten erhofft sich die Forschung, dass ein Ansatz für die Behandlung von Übergewicht bei den Betroffenen gefunden wird.

In einer Metaanalyse wurden insgesamt 32 Genorte nachgewiesen, die mit Adipositas assoziiert sind.[73] Neben Störungen im Bereich des Leptin-Melanocortin-Stoffwechsels und des Ghrelingens können Störungen des Serotoninrezeptors 5-HT für massives Übergewicht sorgen. Bereits 1956 beschrieben die Züricher Kinderärzte Andrea Prader, Alexis Labhard und Heinrich Willi das nach ihnen benannte Prader-Willi-Syndrom, das mit einer Lernbehinderung, Kleinwuchs, Hodenhochstand und Esssucht einhergeht. Als Ursache wurde 1981 eine Mutation auf dem Chromosom 15 gefunden, die zu einer gestörten Hormonfreisetzung im Hypothalamus führt. Dadurch werden die nachgeordneten hormonproduzierenden Drüsen (Schilddrüse, die Nebennieren und die Keimdrüsen) gestört. Darüber hinaus kommt es auch zur fehlerhaften Ausbildung des Serotonin-Rezeptors 5-HAT.[74] Neben dem medikamentösen Ersatz der fehlenden Hormone hat sich auch die Behandlung mit Serotoninwiederaufnahmehemmern (SSRI), die sonst bei Depressionen zum Einsatz kommen, als hilfreich erwiesen.

Insgesamt sind die oben beschriebenen Gendefekte selten. Häufiger sind so genannte Polymorphismen. Das bedeutet, dass ein Allel eines Gens in der Bevölkerung in verschiedenen Varianten vorkommt. Der Austausch einer einzigen Base kann zu einer Veränderung der dazugehörigen Aminosäuresequenz führen und damit zu einer veränderten Funktion des Gens. Nicht immer geht ein Polymorphismus mit einer Steigerung des Appetits einher. Letztendlich ist die Entwicklung von Adipositas multifaktoriell bedingt. Das heißt, es sind immer mehrere Einflüsse notwendig, um zur vollen Ausprägung zu kommen. Ein Genedefekt reicht allein nicht aus. Einzelne Mutationen sind häufig, wirken sich aber kaum aus. Erst in der Summe und im Zusammenhang mit Umwelteinflüssen, Verfügbarkeit von Nahrung, Geschmacksvorlieben und psychische Komponenten wie Stress oder erlerntes Verhalten, Essen als Belohnung einzusetzen, kommt es zur Entwicklung von Überessen und Adipositas.

EPIGENETIK: WO DARWIN IRRTE

Lange Zeit ging man davon aus, dass die Gene bestimmen, ob und welche Krankheiten wir bekommen. In den 1980er-Jahren machten sich daher unzählige Wissenschaftler ans Werk, um das menschliche Genom, die Gesamtheit aller Gene, vollständig zu entschlüsseln. Mit diesem Projekt waren große Hoffnungen verbunden. Würden wir die Gene im Einzelnen kennen, hätten wir einen Ansatz zur Heilung. Die Idee der Gentherapie war geboren.

Als im April 2003 das menschliche Genom vollständig entschlüsselt war, kam die Ernüchterung. Die erste Erkenntnis betraf die Tatsache, dass sich das menschliche Genom nicht wesentlich von dem Genom unserer nächsten Verwandten, der Affen, unterschied. Selbst die Maus hat 99 Prozent ihrer Gene mit dem menschlichen Erbgut gemeinsam. Der wesentliche sichtbare Unterschied besteht darin, dass beim Menschen mehr Abschnitte ohne genetische Informationen vorliegen. Doch es kommt noch schlimmer: Selbst mit der Lieblingsfrucht der Primaten, der Banane, haben wir 50 Prozent des Genoms gemeinsam.[75]

Durch diese Erkenntnisse kam die Jahrtausende alte religiöse Idee des Menschen als die Krone der Schöpfung erheblich ins Wanken. Und: Die Kenntnis des Genoms bedeutete mitnichten die Heilung aller Krankheiten. Zwar kamen zu den bekannten Erbkrankheiten einige Kandidatengene hinzu. Meist handelte es sich hierbei jedoch um äußerst seltene Erkrankungen. Die großen Geißeln der Menschheit wie Alzheimer, Depressionen, Diabetes und Krebs waren davon unberührt. Defekte wichtiger Gene sind zumeist nicht mit dem Leben vereinbar, die Feten sterben bereits im Mutterleib.

Nun stellte sich die Frage, wie diese Erkenntnisse mit der Tatsache zusammengehen, dass einige Erkrankungen auch ohne Nachweis eines Gendefekts familiär gehäuft auftreten. Es ist bekannt, dass es zum Beispiel für Diabetes mellitus Typ 1, der häufig im Kindes- oder im jungen Erwachsenenalter auftritt, eine familiäre Häufung gibt. Ob und wann die Erkrankung manifest wird, lässt sich nicht voraussagen. Bereits vor Entschlüsselung des Genoms wurde vermutet, dass es eine genetische Veranlagung gibt, die erst zum Tragen kommt, wenn weitere Einflüsse hinzukommen, zum Beispiel Infektionen. Bei den betroffenen Kindern trat der Diabetes häufig auf, nachdem sie einen Infekt durchgemacht hatten.

Trotz dieser Erkenntnisse kam man an dieser Stelle jedoch zunächst nicht weiter. Gab es etwas jenseits der Genetik? Um die Jahrtausendwende ließen neue Erkenntnisse den ewigen Streit zwischen Darwinisten und Anhängern von Lamarck wieder aufflammen. Während laut Darwinisten der Organismus genetisch determiniert ist und die bei der Geburt vorliegenden Gene unveränderbar sind, glaubten die Anhänger von Lamarck, dass die Umwelt den Phänotyp verändern kann, was dann an die nächste Generation weiter vererbt wird. Der Streit schien lange Zeit zugunsten der Darwinisten entschieden. Doch die neuen Erkenntnisse brachten dieses Dogma gehörig ins Wanken. Wissenschaftler hatten herausgefunden, dass die Gene selbst sich zwar nicht verändern, dass aber ihre Aktivität verändert werden kann. Gene können an- oder abgeschaltet werden. Ein inaktives Gen kommt nicht zum Tragen. Doch wird es durch einen äußeren Faktor aktiviert, kann es zum Ausbruch einer Erkrankung kommen, zum Beispiel Diabetes mellitus Typ 1.

Für diese bahnbrechenden Erkenntnisse wurde ein neuer Begriff geprägt: die Epigenetik. Tatsächlich erlaubt die Epigenetik selbst subtilen Umweltveränderungen den Zugriff auf unser Erbgut – neue Forschung zeigt, dass nicht nur Krankheiten, sondern auch Persönlichkeitsmerkmale epigenetisch beeinflusst sein können.

Da im Zellkern nur wenig Platz herrscht, sind die Gene im Zellkern als DNS-Strang spiralig miteinander verknäult. Diese Knäule wickeln sich dann noch mal um perlenartige Strukturen, die Histonkomplexe.

Es sind zwei epigenetische Ansatzpunkte bekannt, an denen die Aktivierung oder Deaktivierung stattfinden kann. An einigen Stellen ist die DNS von Methylgruppen umgeben, die das Ablesen des Gens verhindern. Das durch das Gen kodierte Protein wird nicht produziert, das Gen bleibt stumm.

Acetylgruppen sorgen hingegen dafür, dass sich der DNS-Strang an den Histonkomplexen lockert und die DNS abgelesen werden kann, der betreffende Genabschnitt ist dann aktiv, und das zugehörige Protein kann produziert werden.

Die Entdeckung der Epigenetik kam einem Skandal nahe und entfachte zunächst viel Widerstand. Irrte Darwin womöglich doch? Festzuhalten bleibt, dass es aktuell unentschieden steht. Durch epigenetische Veränderungen können tatsächlich Anpassungen an äußere Lebensumstände nicht nur im Individuum, sondern auch an die Nachkommen weitervererbt werden, und das über mehrere Generationen hinweg.

In einer Studie mit 80 eineiigen Zwillingen konnte gezeigt werden, dass die Zwillinge im Alter von drei Jahren in sehr hohem Maße epigenetisch übereinstimmen. Mit zunehmendem Alter nehmen die Unterschiede zu, umso mehr, je mehr sich die Lebensbedingungen der Zwillinge unterscheiden.[76]

Was bedeutet diese Erkenntnis nun für den Appetit? Dass Umwelteinflüsse über mehrere Generationen anfällig für Erkrankungen machen können, bewies eine Studie an Holländerinnen und deren Nachkommen. Die Frauen waren im Hungerwinter 1944/45 schwanger geworden und brachten im Vergleich zu den Generationen davor und danach kleinere und untergewichtige Babys zur Welt. Im Laufe des Lebens stellte sich heraus, dass diese Babys später sehr viel häufiger an Depressionen, Übergewicht und typischen Alterserkrankungen wie Diabetes mellitus Typ 2 und Herzproblemen litten. Und auch die Kindeskinder der betroffenen Frauen waren bei der Geburt trotz inzwischen reichhaltigen Nahrungsangebots kleiner.[77]

Doch auch mütterliche Überernährung während der Schwangerschaft kann negative Folgen für den Fetus haben, vor allem, wenn die Mutter neben Übergewicht auch an Schwangerschaftsdiabetes leidet. Dadurch steigt das fetale Makrosomierisiko. Die Kinder wachsen bereits im Mutterleib übermäßig und kommen als Riesenbabys zur Welt. Inzwischen ist bekannt, dass Makrosomie zu epigenetischen Veränderungen im Erbgut des ungeborenen Kindes führen kann, die lebenslang die Anfälligkeit für Adipositas und das metabolische Syndrom erhöhen. Im Hypothalamus wird der Regelkreis zwischen Hunger-und Sättigungssignalen gestört, vor allem die Aktivität des Sättigungshormons POMC, das durch Hypermethylierung weniger aktiv ist.

Daraus folgt, dass während der Schwangerschaft sowohl Unterernährung als auch Überernährung negative Folgen für das Ungeborene haben können.[78]

Doch es gibt – zumindest im Tierversuch – auch Hinweise darauf, dass sich durch eine spezielle Ernährung bereits im Mutterleib über epigenetische Veränderungen Anfälligkeiten für Erkrankungen reduzieren lassen. Die orangefarbenen Agouti-Mäuse sind anfällig für Übergewicht, Diabetes und Krebs. Dies geschieht durch eine Mutation des Agouti-Gens, das eine wichtige Rolle im Leptin-Melatonin-Stoffwechselweg spielt und normalerweise appetithemmend wirkt. Forscher gingen der Frage nach, ob sich diese Anfälligkeit durch eine methylreiche Diät reduzieren lässt, und fütterten trächtigen Agouti-Mäusen eine spezielle Diät, die reich an Folsäure, Vitamin B12 und Cholin war. Der Effekt überraschte: Die Nachkommen der so gefütterten Mütter hatten ein dunkelbraunes Fell. Sie blieben während ihrer Entwicklung schlank und zeigten nicht die Anfälligkeit für die oben genannten Erkrankungen. Damit konnte bewiesen werden, dass sich zumindest bei diesen Mäusen die ererbte Anfälligkeit durch Verbesserung der Umweltbedingungen, in diesem Fall Nahrung während der Schwangerschaft, positiv beeinflussen ließ.[79]

DIE MACHT DER HORMONE

»Ich würde ja so gerne abnehmen. Aber ich kann nicht, ich hab's mit den Drüsen. Da kann man nichts machen.« Die Drüsen werden gerne als Ausrede für Übergewicht herangezogen. Gleichzeitig dienen sie als Freifahrtschein für hemmungsloses Essen, da Diäten gegen die Macht der Hormone eh nicht ankommen.

Doch ganz so einfach ist es nicht. Erkrankungen, die aufgrund einer hormonellen Störung zu Übergewicht führen, sind insgesamt selten. Bei weniger als 5 Prozent aller Übergewichtigen lässt sich das Übergewicht auf eine hormonelle Erkrankung zurückführen. Meist zeigen diese Erkrankungen massive Symptome wie Wassereinlagerungen, Herzrhythmusstörungen, Schlafstörungen oder Haarausfall, sodass sie selten lange unbemerkt bleiben. Zum Glück lassen sich die meisten Erkrankungen des Hormonsystems medikamentös gut behandeln.

Hormonbildende Zellen können einzeln vorkommen oder sich zu Organen organisieren, den Drüsen. Die Hormone gelangen entweder auf direktem Weg an ihren Wirkort, zum Beispiel die Neurohormone Serotonin oder Dopamin, oder über den Blutweg. Das Prinzip ist immer gleich: Ein Hormon bindet an einen spezifischen Rezeptor am Zielorgan und löst dadurch im Zellinneren der Zielzelle eine Reaktion aus.

Schauen wir uns die für den Appetit und das Gewicht wichtigsten Drüsen und Hormone einmal etwas genauer an.

DIE SCHILDDRÜSE

Leonies Mutter kämpfte zeitlebens mit ein paar überflüssigen Pfunden. Doch plötzlich nahm sie ab. »Da muss ich erst 73 Jahre alt werden, um endlich mein Traumgewicht zu haben!« rief sie freudestrahlend und deutlich erschlankt. Leonie konnte zwar die Freude ihrer Mutter nachvollziehen, machte sich aber auch Sorgen, dass eine schwere Krankheit dahinter stecken könnte. Ihre Mutter wollte davon nichts hören, schließlich fühlte sie sich energiegeladen. Ihr Mann allerdings bemerkte eine ungewohnte Fahrigkeit bei seiner Frau. Ein Arztbesuch brachte Klarheit: Eine Schilddrüsenüberfunktion hatte den Gewichtsverlust bewirkt.

Wenn jemand wirklich aufgrund einer endokrinen Störung an Gewicht zugenommen hat, liegt das meist an der Schilddrüse. Die Schilddrüse spielt eine wichtige Rolle im Energiestoffwechsel. Die jodhaltigen Schilddrüsenhormone Trijodthyronin und Thyroxin sorgen dafür, dass der Stoffwechsel dem jeweiligen Bedarf angepasst werden kann. Sie fördern die Insulinfreisetzung aus der Bauchspeicheldrüse und beeinflussen dadurch den Glukosestoffwechsel. Außerdem fördern sie den Fettabbau und den Muskelaufbau. Insgesamt steigern die Schilddrüsenhormone den Energieverbrauch und erhöhen den Grundumsatz. Aufgrund dieser Wirkungen werden sie gerne von Bodybuildern missbraucht. Doch der Einsatz von Schilddrüsenhormonen zur Selbstoptimierung ist keine gute Idee, denn sie haben auch unangenehme und zum Teil lebensgefährliche Nebenwirkungen. Sie erhöhen die Herzfrequenz und den Blutdruck und können dadurch schlimmstenfalls zu tödlichen Herzrhythmusstörungen und Schlaganfällen führen. Darüber hinaus kommt es bei Überdosierung zu vermehrtem Schwitzen sowie Nervosität und Reizbarkeit durch eine verstärkte Erregbarkeit der Nervenzellen.

Schilddrüsenerkrankungen können mit einer Überfunktion oder einer Unterfunktion einhergehen. Im Falle einer Überfunktion, der so genannten Hyperthyreose, werden die oben genannten Symptome ausgelöst. Bekannte, aber seltene Ursachen für eine Überfunktion sind die Autoimmunkrankheit Morbus Basedow oder eine meist gutartige Vermehrung von hormonaktivem Schilddrüsengewebe. Häufiger ist eine Unterfunktion, die Hypothyreose, meist ausgelöst durch eine nach dem Erstbeschreiber benannte Hashimoto-Thyreoiditis, eine Autoimmunerkrankung, die langsam das Schilddrüsengewebe zerstört.[80] Antikörper lassen sich bei bis zu 10 Prozent der Bevölkerung nachweisen.[81] Die Erkrankungshäufigkeit steigt mit dem Alter. Anders als bei der Hyperthyreose, die sich wie gesagt oft mit dramatischen Symptomen manifestiert, verläuft die Hypothyreose oft schleichend. Die Betroffenen fühlen sich insgesamt müder und weniger leistungsfähig, frieren leicht und nehmen an Gewicht zu. Die Symptome einer Hypothyreose können einer Depression ähneln. Daher werden in der Psychiatrie bei Erstmanifestation einer Depression immer die Schilddrüsenhormone bestimmt. Ist eine Hypothyreose die Ursache, schafft die Behandlung mit Schilddrüsenhormonen rasch Linderung.

Schilddrüsenhormone stehen in Wechselwirkung mit anderen endokrinen Drüsen. Sie fördern die Insulinfreisetzung aus der Bauchspeicheldrüse und interagieren mit den Nebennierenhormonen.

Dadurch haben sie einen modifizierenden Einfluss auf den Wasser- und Elektrolythaushalt sowie auf die Sexualhormone.

Während beim Gesunden die Blutzuckerregulation durch Insulin ausgeglichen ist, weisen bis zu 57 Prozent der Patienten mit unbehandelter Schilddrüsenüberfunktion eine gestörte Glukosetoleranz auf, bis zu 3 Prozent entwickeln gar einen Diabetes mellitus – auch eine starke Schilddrüsenüberfunktion kann in seltenen Fällen also zu einer Gewichtszunahme führen.

Ursache ist eine verstärkte Insulinresistenz sowie eine vermehrte Freisetzung des in der Leber gespeicherten Zuckers durch Glukagon. Wird die Hyperthyreose erfolgreich behandelt, normalisiert sich auch die zuvor bestehende diabetische Stoffwechsellage und damit das Körpergewicht.[82]

WIE SEXUALHORMONE UNSER LEBEN BEEINFLUSSEN

Jenny war eine sanftmütige Person. Doch einmal im Monat mutierte sie zur Furie. Das kleinste Missgeschick wuchs sich zur Katastrophe aus, sie war fahrig, nah am Wasser gebaut und erkannte sich selbst nicht wieder. Dazu überfiel sie ein Heißhunger auf Süßes, Fettiges und Salziges, am besten in Kombination. Ihr Ehemann Paul hatte schnell begriffen, dass er an Tagen wie diesen eine Frage nicht stellen durfte: »Kriegst du deine Tage?« Mit Einsetzen der Regelblutung war der Spuk schlagartig vorbei.

Mit der ersten Regelblutung in der Pubertät durchläuft eine Frau die nächsten 30 bis 40 Jahre etwa alle vier Wochen den Menstruationszyklus. Bereits während der Embryonalentwicklung bilden sich in den wachsenden Eierstöcken Vorstufen der späteren Eizellen. Zum Zeitpunkt der Pubertät enthalten die Eierstöcke etwa 400 000 unreife Eizellen. Während der fruchtbaren Jahre reifen unter hormonellem Einfluss jeden Monat mehrere Eier heran, wobei meist nur ein Ei die volle Reife erreicht und nach dem Eisprung für die Befruchtung zur Verfügung steht.

Der Menstruationszyklus beginnt mit dem ersten Tag der Regelblutung. Die Hirnanhangsdrüse schüttet das follikelstimulierende Hormon FSH aus, das die Eireifung stimuliert und die Östrogenbildung im Eierstock anregt. Das Ei ist von einer Hülle umgeben und bildet mit dieser zusammen den Follikel. Mit zunehmender Eireifung steigen FSH und Östrogen an. Ist das Ei nach etwa 14 Tagen reif, kommt es noch einmal zum sprunghaften Anstieg von FSH und Östrogen. Damit wird ein Signal an die Hypophyse geschickt, das die Ausschüttung des luteinisierenden Hormons LH stimuliert und den Eisprung auslöst. Anschließend bildet sich unter LH-Einfluss aus der Eihülle der Gelbköper, der Progesteron produziert, das wiederum den Aufbau der Gebärmutterschleimhaut fördert. Gleichzeitig bleibt Östrogen auf einem höheren Level als in der ersten Zyklushälfte. Nach etwa einer Woche ist die Gebärmutterschleimhaut so weit aufgebaut, dass sich das Ei im Falle einer Befruchtung einnisten kann. Kommt es nicht zur Schwangerschaft, geht der Gelbkörper zugrunde und produziert kein Progesteron mehr. Gegen Ende des Zyklus kommt es zum rapiden Abfall von Progesteron und Östrogen. Die Schleimhaut wird abgestoßen, und die Regelblutung setzt ein. Und damit beginnt der Menstruationszyklus von Neuem.

Zwei Schlüsselhormone halten also den Menstruationszyklus aufrecht. Östrogen dominiert die erste Zyklushälfte, Progesteron die zweite. Beide gehören zu den Steroidhormonen, die aus dem Ausgangsstoff Cholesterin gebildet werden. Gemeinsames Grundgerüst der Steroidhormone ist das Progesteron, das durch Hydroxylierung und Oxidation in die unterschiedlich wirksamen Steroidhormone umgewandelt werden kann, unter anderem auch Testosteron. Östrogen wiederum entsteht durch enzymatische Umwandlung aus Testosteron. Obwohl die Geschlechtshormone so unterschiedliche und zum Teil gegensätzliche Wirkungen haben, sind sie alle miteinander verwandt.

ÖSTROGEN

Östrogen fördert die Ausbildung der weiblichen Geschlechtsorgane und steuert den Menstruationszyklus. Es formt den weiblichen Körper und begünstigt die Fettanlagerung an den Oberschenkeln und Hüften. Übrigens fördert es auch beim Mann das weibliche Fettverteilungsmuster, was die so genannten Bierbrüste erklärt, die durch Phytoöstrogene aus dem Bier bedingt sind. Östrogen hemmt aber auch den Knochenabbau und erhöht die Konzentration des so genannten guten HDL-Cholesterins und hat eine stimulierende Wirkung auf das Immunsystem. Darüber hinaus fördert Östrogen die Produktion von Serotonin und Dopamin und hat dadurch eine stimmungsaufhellende und antidepressive Wirkung. Vor allem um die Zyklusmitte werden unter Östrogeneinfluss die Wahrnehmung geschärft und die Merkfähigkeit verbessert.[83] Als weniger angenehm werden von einigen Frauen mögliche Wassereinlagerungen im Körper beklagt.

Doch auch auf den Appetit scheinen sich Östrogene positiv auszuwirken: Der Arzt Thomas Horvath von der Yale-Universität konnte im Tierversuch bestätigen, dass Östrogen im Gehirn ähnliche Wirkungen wie das Sättigungshormon Leptin zeigt und das Hungergefühl bremst. Dabei funktioniert Östrogen unabhängig vom Leptin.[84]

PROGESTERON

Progesteron wird auch als Wohlfühlhormon bezeichnet. Es wird bei der Frau im Gelbkörper und während einer Schwangerschaft in der Plazenta gebildet. Während der zweiten Zyklushälfte und in der Schwangerschaft wirken Progesteron und seine Abbauprodukte ausgleichend und beruhigend. Die Blutgefäße werden besser durchblutet, unter anderem auch die der Brüste, was gegen Ende des Zyklus zu Brustspannen führen kann. Bei Männern produzieren die Leydig-Zwischenzellen des Hodens Progesteron. Darüber hinaus wird es bei beiden Geschlechtern in geringen Mengen in der Nebennierenrinde synthetisiert.

Progesteron fördert den Knochenaufbau. Es erhöht die Stoffwechselgeschwindigkeit. Daher kommt es nach dem Eisprung zu einem leichten Anstieg der Körpertemperatur. Progesteron fördert den Fettabbau, insbesondere des viszeralen Fetts. Außerdem reguliert es den Schlaf und fördert den erholsamen Tiefschlaf. Laut einer Studie an der Universität von Pennsylvania stärken die höheren Progesteron-Level in der zweiten Zyklushälfte das mesokortikale System. Dies ermöglicht eine bessere Impulskontrolle, wodurch es leichter fällt, schlechte Gewohnheiten wie das Rauchen aufzugeben. Es hilft indirekt, den Blutzuckerspiegel konstant zu halten, und unterstützt die Schilddrüsenhormone. Auf den Appetit wirkt es ausgleichend. Es scheint aber den Appetit auf eiweißhaltige Lebensmittel zu fördern. In einer anderen Studie konnte gezeigt werden, dass die Proteinaufnahme durch Gemüse und Fleisch am höchsten in der mittleren lutealen Phase war, also zu dem Zeitpunkt, wenn Östrogen und Progesteron am höchsten sind. Am Ende des Zyklus stieg mit dem rapiden Abfall von Östrogen und Progesteron der Appetit auf Schokolade, Süßigkeiten und Salziges.[85] Als Ursache wird der Hormonabfall diskutiert, allerdings hatte die Progesterongabe kurz vor der Regelblutung keinen Effekt auf den Schokoladenhunger.[86]

DER HORMONUMSCHWUNG IN DEN WECHSELJAHREN

In den ersten Jahren der Pubertät und mit Beginn der Wechseljahre kommt es gehäuft zu anovulatorischen Zyklen. Das bedeutet, der Zyklus findet statt, aber es kommt nicht zum Eisprung, oder der Gelbkörper bildet sich nicht richtig aus, sodass zu wenig Progesteron gebildet wird.

Die Folge ist eine relative Östrogendominanz. Dadurch kann es zu Schlafstörungen, Hitzewallungen, depressiven Verstimmungen und Gewichtszunahme kommen. Schuld ist jedoch nicht das Östrogen, sondern das hormonelle Ungleichgewicht und der insgesamt geringere Progesteronspiegel. Das hormonelle Gleichgewicht von Östrogen und Progesteron ist sehr störanfällig, und schon kleinste Abweichungen können erhebliche Beschwerden auslösen.

Nach den Wechseljahren kommt es schließlich auch zum Östrogenmangel. Der Mangel an den beiden Hormonen Östrogen und Progesteron kann zu Niedergestimmtheit und in seltenen Fällen zu Depressionen führen. Als Ausgleich wird dann mehr gegessen, was die Gewichtszunahme verstärkt und die Stimmung in der Folge weiter verschlechtert. Andererseits fühlen sich viele Frauen durch Ausbleiben des ewigen hormonellen Auf und Ab nach den Wechseljahren insgesamt ausgeglichener.

Die Wechseljahre werden individuell sehr unterschiedlich erlebt und sind nicht allein hormonell bedingt. Generell kommen in diesem Lebensabschnitt um das 50. Lebensjahr neue Anforderungen auf die Frauen zu. Die Kinder sind nun meist erwachsen und gehen aus dem Haus, die Eltern sterben oder werden pflegebedürftig, wodurch es zu einem Rollenwechsel kommt. Die natürlichen Alterungsprozesse wie faltigere Haut und graue Haare werden sichtbarer, und die eigene Sterblichkeit wird bewusster. Die Lebenserfahrung und die zur Verfügung stehenden Bewältigungsstrategien helfen, mit diesen Veränderungen zurechtzukommen. In einigen Kulturen kommen Wechseljahresbeschwerden kaum vor, was möglicherweise damit zusammenhängt, dass das Alter positiver bewertet und mehr respektiert wird. In Asien werden ältere Frauen traditionell als weise betrachtet und besonders geachtet, während in der modernen westlichen Welt dem Jugendwahn gehuldigt wird, der es der älter werdenden Frau erheblich erschwert, mit den Veränderungen des Alterns zurecht zu kommen.[87]

DIE HORMONELLE SITUATION IN DER SCHWANGERSCHAFT

Im Leben einer Frau gibt es zwei Phasen, die mit vermehrtem Heißhunger einhergehen können. Unmittelbar vor Einsetzen der Menstruationsblutung und während der Schwangerschaft.[88] Als Ursache werden hormonelle Einflüsse, ein erhöhter Bedarf an bestimmten Nährstoffen während der Schwangerschaft, die appetitsteigende Wirkung der in diesen Phasen bevorzugten süßen und fetten Nahrungsmittel sowie psychologische und kulturelle Faktoren angenommen.

Tatsächlich ist während der Schwangerschaft je nach Stadium der Energiebedarf etwas erhöht. Doch das Essen für zwei wird allzu oft fälschlicherweise wörtlich verstanden. Selbst wenn das ungeborene Kind über die Ernährung der Mutter mit ernährt werden muss, handelt es sich hierbei nicht um einen 60 Kilogramm schweren ausgewachsenen Menschen, sondern zunächst nur um einen Zellhaufen von wenigen Mikrogramm, der sich bis zur Geburt zu einem kleinen Menschen mit einem durchschnittlichen Geburtsgewicht zwischen knapp 3000 und 4000 Gramm entwickelt. Entsprechend gering ist der mütterliche Mehrbedarf.

Besondere Gelüste beginnen meist am Ende des ersten Schwangerschaftsdrittels mit einem Höhepunkt um die Mitte der Schwangerschaft. Gegen Ende werden die Gelüste weniger. Am häufigsten werden Süßigkeiten begehrt, allen voran die Schokolade. Auch wandern generell stärke- und kohlenhydratreiche Lebensmittel, Obst, Milchprodukte und Fastfood gern häufiger auf den Teller. Gelüste auf die berühmten sauren Gurken sind eher selten. Herzhaftes wird eher zu Beginn der Schwangerschaft begehrt und Salziges gegen Ende. In seltenen Fällen wird eigentlich Ungenießbares wie Erde oder Ton gegessen. Für Letzteres wird als Ursache ein Mangel an Mikronährstoffen angenommen. Doch auch kulturelle Gründe spielen eine Rolle. In Kenia wird das Essen von Ton mit Fruchtbarkeit in Verbindung gebracht und gehört dort zur Basisernährung in der Schwangerschaft.[89]

Während der Schwangerschaft sind der Geruchs- und der Geschmackssinn geschärft. Dies ist sinnvoll, damit die Schwangere verdorbene oder potenziell schädigende Nahrung meidet. Einige Frauen mögen während der Schwangerschaft keinen Kaffee, da sie eine Aversion gegen den bitteren Geschmack entwickeln. Durch die geschärften Sinne kann sich aber auch die Geschmackspräferenz in Richtung Kohlenhydratreiches und Obst ändern.[90]

DIE »SCHWANGERSCHAFT« DES MANNES

Mit schöner Regelmäßigkeit tauchen bei uns im Laufverein frisch verheiratete Männer auf, deren Frauen gerade schwanger geworden sind. Sie wollen jetzt Sport machen, um während der Schwangerschaft nicht zuzunehmen. »Fünf Kilo, sieben, nein zehn!«, rufen dann die erfahrenen Väter aus, und es werden eifrig Wetten abgeschlossen, wie viele Kilogramm der werdende Vater wohl zunehmen wird. Der Wetteinsatz beträgt meist eine Kiste Bier. Doch ehe die Wette eingelöst werden kann, haben die schwangeren Väter die Laufrunde meist längst wieder verlassen.

An der Beobachtung, dass werdende Väter nicht nur zunehmen, sondern zum Teil sogar ähnliche Symptome wie ihre Frauen entwickeln, ist durchaus etwas dran. Es gibt dafür inzwischen sogar eine medizinische Bezeichnung: das Couvade-Syndrom. Der Begriff leitet sich aus dem französischen couver her und bedeutet übersetzt ausbrüten, bemuttern.

Es wurden sogar vereinzelt Fallberichte publiziert, in denen werdende Väter über morgendliche Übelkeit, Bauchschmerzen und Gewichtszunahme klagten. Schließlich konnten sogar hormonelle Veränderungen bei den werdenden Vätern nachgewiesen werden. Gegen Ende der Schwangerschaft stiegen bei Vätern und Müttern die Hormonspiegel für Prolactin (das Milchhormon) und Kortisol (das Stresshormon) an. Nach der Geburt sanken die Spiegel der Sexualhormone, insbesondere des Testosterons, stattdessen stieg das »Treuehormon« Oxytocin an. Interessanterweise finden sich diese Veränderungen auch bei anderen Säugetieren.[92] Über die Ursachen wird noch spekuliert. In Betracht kommen das Sich-Einfühlen besorgter Väter in die Situation der schwangeren Frau, aber auch Futterneid. Bei den Weißbüschelaffen bekommen die Tiermännchen schon Babybäuche, bevor die Bäuche ihrer Weibchen wachsen. Doch das liegt nicht etwa an dem besonderen Einfühlungsvermögen dieser Spezies, sondern an der Anpassung des Hormonhaushalts. Forscher vermuten, dass diese Veränderungen durch Pheromone, besondere Duftstoffe der schwangeren Weibchen, ausgelöst werden.[93]

Lange ging man davon aus, dass der erhöhte Bedarf an Mikronährstoffen wie Eisen, Folsäure, Kalzium und B-Vitaminen zu besonderen Nahrungsmittelvorlieben in der Schwangerschaft führt. Dies ist jedoch selten der Fall. Im Gegenteil entwickeln nicht wenige Frauen eine Abneigung gegen Kohlgemüse und Fleisch. Vielmehr dominieren Gelüste auf Schokolade, die in dieser Hinsicht keine besonders gute Nährstoffquelle darstellt.[91]

Immer wieder kursiert das Gerücht, Schokolade enthalte eine Substanz namens Theobromin, die die Stimmung verbessern soll. Zwar kommt Theobromin tatsächlich in Kakaobohnen vor, in Schokolade ist der Gehalt an Theobromin allerdings insgesamt viel zu gering, um einen stimmungsaufhellenden Effekt auszulösen. Interessanterweise löst beispielsweise weiße Schokolade, die kein Theobromin enthält, die gleiche wohltuende Wirkung aus. Der Effekt beruht also wahrscheinlich auf der Kombination aus Zucker und Fett und damit zwei Stoffen, die das Belohnungssystem stimulieren.

Eine besondere Bedeutung für die Schwangerschaftsgelüste kommt psychologischen und kulturellen Faktoren zu. In unserer saturierten Welt ist die Schwangerschaft der einzige Zeitraum, in dem es ohne Wertung erlaubt ist, seinen Essensgelüsten nachzugehen. Besonders anfällig für Überessen in der Schwangerschaft sind Frauen, die bereits vor der Schwangerschaft zum Überessen neigten, unter Übergewicht litten und sich durch Diäten immer wieder selbst kasteit haben. Das besondere Bedürfnis nach Schokolade findet sich vor allem in Nordamerika und Europa. In Afrika ist Schokoladenhunger nahezu unbekannt, und in Japan haben die schwangeren Frauen eher Gelüste auf Reis.[88]

TESTOSTERON

Das im Hoden gebildete Hormon Testosteron steht für die Männlichkeit schlechthin. Zwar kommt es bei beiden Geschlechtern vor. Konzentration und Wirkungsweise unterscheiden sich aber zwischen Mann und Frau.

Das Steroidhormon Testosteron wird über mehrere Zwischenschritte aus Progesteron gebildet. Durch chemische Reaktionen können die drei Basisgeschlechtshormone Progesteron, Östrogen und Testosteron ineinander umgewandelt werden. Dies ist insbesondere wichtig, wenn man ein Geschlechtshormon künstlich zuführt, da es durch Um- und Abbauprozesse gegebenenfalls zu unerwünschten Wirkungen kommen kann.

Das luteinisierende Hormon (LH) aus der Hypophyse regt beim Mann die Testosteronbildung in den Leydig'schen Zwischenzellen des Hodens an. Bei Frauen produzieren die Eierstöcke kleine Mengen an Testosteron. Zusätzlich kann Testosteron bei beiden Geschlechtern in der Nebennierenrinde gebildet werden, kommt dort aber nur in sehr geringem Ausmaß vor. Ein hoher Grad an sportlicher Betätigung, zum Beispiel intensiver Kraftsport oder Marathontraining, kann bei Frauen die Bildung von Testosteron fördern.

Testosteron sorgt beim Mann für den typischen männlichen Phänotyp. In der Pubertät wird das Wachstum von Penis, Hoden und Spermien angeregt. An Armen, Beinen und Brust wachsen Haare, außerdem bedingt Testosteron den Bartwuchs. Dafür leidet mit zunehmendem Alter das Haupthaar, das erst dünn wird und dann ausfällt. Allerdings spielen hierbei auch genetische Faktoren eine Rolle. Volles Haupthaar bedeutet keineswegs einen niedrigen Testosteronspiegel.

Testosteron hat eine anabole, aufbauende Wirkung auf die Muskulatur und die Knochen. Unter Testosteroneinfluss verändert sich in der Pubertät der Kehlkopf, was beim heranwachsenden Mann erst den Stimmbruch und anschließend eine deutlich tiefere Stimme verursacht. Männer setzen testosterongesteuert Fett am Bauch an, außen und viszeral um die Organe. Außerdem fördert Testosteron das sexuelle Verlangen. Auf psychischer Ebene werden Antrieb, Ausdauer und »Lebenslust« sowie dominante Verhaltensweisen durch Testosteron gefördert. Die Annahme, dass ein hoher Testosteronspiegel aggressiv macht, ist jedoch nicht mehr haltbar. Untersuchungen haben ergeben, das Testosteron für sich allein nicht aggressiv macht. Entscheidend ist das Zusammenwirken mit dem Stresshormon Cortisol. Ein hoher Testosteronspiegel bei gleichzeitig niedrigen Cortisolspiegel war besonders stark mit Aggressivität assoziiert.[94]

Bei Frauen kann ein anhaltend hoher Testosteronspiegel zur Vermännlichung führen. Die Stimme wird tiefer, die Gesichtszüge gröber und die Muskulatur, vor allen im Schulterbereich, nimmt zu. Es kann zur übermäßigen Behaarung an Armen und Beinen und zum Damenbart kommen, außerdem zur Unfruchtbarkeit und Vergrößerung der Klitoris. Sport kann wie oben angeführt bei Frauen die Testosteronbildung fördern, doch durch Sport allein kommt es nicht zu den oben beschriebenen gravierenden Veränderungen. Früher waren Anabolika, muskelaufbauende künstlich hergestellte männliche Geschlechtshormone, im Leistungssport als Dopingmittel verbreitet. Vor allem in der ehemaligen DDR wurde systematisch mit Anabolika gedopt, was vor allem im Schwimmsport deutlich sichtbar war.[95]

Testosteron regt als muskelaufbauendes Hormon den Appetit an. Möglicherweise bedingt es den männertypischen Fleischhunger, da Fleisch viele Proteine und Fett enthält. Neuere Studien fanden einen Zusammenhang zwischen Testosteron und Leptin. Leptin vermittelt über den Hypothalamus Sättigung. Ein hoher Leptinspiegel geht häufig mit einem niedrigen Testosteronspiegel einher und umgekehrt. Das bedeutet, ein hoher Testosteronspiegel macht Appetit. Doch hat Mann es mit dem Essen übertrieben und zu viel Fett angesetzt, steigt der Leptinspiegel. Im Umkehrschluss sinkt der Testosteronspiegel, und die Libido nimmt ab.[96]

STRESSHORMONE SORGEN FÜR APPETIT

Julian war in seiner Jugend der Schwarm aller Mädchen. Mit seinem durchtrainierten Körper und den markanten Gesichtszügen sah er einfach großartig aus. Obendrein war er auch noch der Star der örtlichen Handballmannschaft. Doch auf dem zehnjährigen Abituriententreffen war er kaum wiederzuerkennen. Der ehemalige Waschbrettbauch war unter einer ansehnlichen Fettansammlung verschwunden. »Alles angefressener Ärger!«, kommentierte Julian die erstaunten Nachfragen, wie es dazu hatte kommen können. Julian hatte eine beachtliche Karriere hingelegt. Selbstredend hatte er schon seit Jahren keinen Sport mehr gemacht. Stattdessen entspannte er abends regelmäßig bei einer Flasche Bier. Oder auch zwei. Julian war sichtlich gestresst.

Der Begriff Stress stammt ursprünglich aus der Physik und beschreibt, wie sich ein Material durch äußere Krafteinwirkungen verändert. Erst kommt es zur Spannung, dann zur Verbiegung und zum Schluss schlimmstenfalls zum Zerreißen. Der Mediziner Hans Selye übertrug den Begriff Stress auf körperliche und seelische Anpassungsvorgänge bei akuter und chronischer Überbeanspruchung.[97]

Es gibt zwei Möglichkeiten, wie der Körper auf Stress reagiert. Die Akutreaktion bei plötzlich auftauchender Gefahr und die etwas langsamere Reaktion, wenn der Stress länger andauert. Die Stressreaktion wird im Körper über die Katecholamine Adrenalin und Noradrenalin sowie über das Steroidhormon Cortisol vermittelt. Beide Stresshormone werden in der Nebenniere gebildet, Cortisol in der Rinde und Adrenalin im Mark.

An beiden Reaktionen sind der Hypothalamus und die Nebenniere beteiligt.

Die Akutreaktion wird ausgelöst, wenn über die Sinnesorgane eine akute Gefahr wahrgenommen wird. Über das limbische System gehen Signale an den Hypothalamus, der das sympathische Nervensystem aktiviert und das Nebennierenmark dazu veranlasst, die Katecholamine Adrenalin und in geringem Maß Noradrenalin auszuschütten.

Die Akutreaktion ermöglicht es, bei Gefahr hellwach reagieren zu können und sich zu Kampf oder Flucht zu entscheiden. Adrenalin lässt die Herzfrequenz ansteigen und erweitert die Bronchiolen, sodass dem Körper mehr Sauerstoff zur Verfügung steht. Außerdem wird der Kreislauf zentralisiert, sodass dem Gehirn und der Muskulatur durch die Freisetzung von Glucose die notwendige Energie zur Verfügung steht. Gleichzeitig wird die Magen-Darm-Tätigkeit gehemmt, was allerdings manchmal etwas verzögert auftritt und im doppelten Sinn »Schiss« auslöst. Das ebenfalls aus der Nebenniere ausgeschüttete Noradrenalin fördert im Gehirn die Bereiche, die den Antrieb steigern und eine schnelle Entscheidung zu Kampf oder Flucht ermöglichen.

Die Akutreaktion dauert nur kurz, da Adrenalin und Noradrenalin sehr schnell abgebaut werden. Weglaufen oder Kämpfen verbrauchen die bereitgestellte Energie und das Adrenalin, sodass nach erfolgreicher Flucht oder Kampf Erleichterung und Entspannung eintreten.

Menschen mit einer Angststörung fürchten vor allem die körperlichen Symptome wie Herzrasen, Schwitzen und Schwindel, die durch die Aktivierung des Sympathikus während einer angstauslösenden Situation auftreten. Daher vermeiden sie die angstauslösenden Situationen. Es gibt aber auch Menschen, die sich bewusst in angstauslösende Situationen begeben. Sie liefern sich gefährliche Autorennen, springen nur an einem Seil gesichert aus großen Höhen oder gucken Horrorfilme. Angst gibt ihnen einen besonderen Kick, die »Angstlust«. Als Nebeneffekt steigert Adrenalin nämlich auch Phenylethylamin, das kurzfristig Glücksgefühle auslöst. Allerdings kommt es schnell zu Gewöhnung. Was gestern noch einen Kick auslöste, wirkt morgen nicht mehr. Deshalb muss ein immer stärkerer Angstreiz gesucht werden. Wird eine Gefahrensituation ein zweites Mal erlebt, greift das Gehirn auf Erfahrungen zurück, die Stressreaktion fällt milder aus. In der Therapie von Angststörungen macht man sich das zunutze. Der angstauslösende Reiz wird so lange präsentiert, bis die Stressreaktion schließlich tolerabel ist oder ganz ausbleibt, sodass das Vermeidungsverhalten aufgegeben werden kann.

Dauert der Stress an, weil wir uns in einer verfahrenen Situation befinden, aus der wir nicht ohne Weiteres herauskommen, zum Beispiel eine dauerhafte Überlastung am Arbeitsplatz oder eine nervenaufreibende Scheidung, tritt eine chronische Stressreaktion ein.

Der Hauptakteur der chronischen Stressreaktion ist das Cortisol aus der Nebennierenrinde. Das Cortisolsystem reagiert träger als das Katecholaminsystem, da es nicht direkt rezeptorvermittelt wirkt, sondern über eine Regulation der Genexpression. Befinden wir uns in einer stressigen Situation, sendet der Hypothalamus Signale an die Hirnanhangsdrüse, die Hypophyse, die ihrerseits ACTH ausschüttet, das über den Blutkreislauf die Nebennierenrinde erreicht und dort Cortisol ausschüttet. Normalerweise gibt es eine Rückkopplung. Ein hoher Cortisolspiegel im Blut sendet Signale an den Hypothalamus und an die Hypophyse. In der Folge wird die weitere Ausschüttung von ACTH und Cortisol gehemmt. Bei anhaltendem Stress ist diese Rückkopplung gestört. Es wird dauerhaft Cortisol ausgeschüttet, was in eine chronische Stressreaktion mündet.

Die Cortisolausschüttung unterliegt beim gesunden Menschen einer tageszeitlichen Schwankung. Die höchste Konzentration findet sich in den frühen Morgenstunden kurz nach dem Aufwachen, die geringste in der Nacht.

Cortisol hat viele Wirkungen. Es wirkt auf den Kohlenhydrathaushalt ein, indem es die Glukoseproduktion in der Leber fördert. Allerdings hemmt es auch die Insulinwirkung, was das erhöhte Diabetesrisiko bei anhaltend hohem Cortisolspiegel erklärt. In der Medizin macht man sich die entzündungshemmende Wirkung von Cortisol, das im Körper zu dem stärker wirksamen Cortison umgebaut wird, zunutze. Es kommt zur Behandlung von Autoimmunerkrankungen wie Asthma, Neurodermitis und Multipler Sklerose sowie bei einigen Tumoren zum Einsatz. Der Preis sind nicht unerhebliche Nebenwirkungen. Bei anhaltender hoher Dosierung über der so genannten Cushingschwelle, benannt nach dem Erstbeschreiber Cushing, kommt es zum Cushingsyndrom mit »Vollmondgesicht«, Stammfettsucht am Bauch und Nacken und dünnen Armen und Beinen durch Muskelatrophie. Cortisol verändert das Fettverteilungsmuster und fördert vor allem das gefährliche innere Bauchfett, da die viszeralen Fettzellen besonders viele Rezeptoren für Cortisol besitzen. Es kann zur diabetischen Stoffwechsellage kommen, da die Insulinwirkung blockiert und Insulinresistenz gefördert wird. Weitere unerwünschte Wirkungen bei Langzeitanwendung sind ein erhöhter Blutdruck, Osteoporose und sexuelle Störungen sowie Akne und übermäßige Körperbehaarung, Wasseransammlungen im Gewebe und gelegentlich psychische Veränderungen wie Angstattacken und Depressionen.

Bei lokaler Anwendung auf der Haut oder inhalativ als Asthmaspray treten diese Nebenwirkungen glücklicherweise nicht auf, da im Falle des Asthmasprays, das direkt an den Bronchien wirkt, keine so hohe Dosis notwendig ist. Über die Haut wird nur wenig Cortisol resorbiert, wodurch nur ein Bruchteil ins Kreislaufsystem gelangt.

Cortisol steigert indirekt den Appetit, weil es die Produktion des Serotonins hemmt. Gleichzeitig finden sich bei anhaltend hohem Cortisolspiegel erhöhte Werte des Appetithormons Ghrelin.

Bei chronischem Stress tritt eine paradoxe Reaktion ein. Der morgendliche Cortisolanstieg nach dem Aufwachen fällt geringer als normal aus. Allerdings bleibt der Cortisolspiegel im Tagesverlauf insgesamt erhöht, besonders am Nachmittag, wenn er natürlicherweise sehr niedrig ist.

Forscher fanden einen Zusammenhang zwischen chronischem Stress, Depressionen und Diabetes mellitus.[98]

Eine chronisch erhöhte Konzentration von Cortisol wirkt auf drei Arten. In der Amygdala wird die emotionale Komponente von Stress aufrechterhalten, was zur ständigen Alarmbereitschaft und Dünnhäutigkeit führt. Sie verstärkt impulsives Verhalten und das Essen von so genanntem

Comfort Food: zucker- und fetthaltigem Trostessen. Wissenschaftler vermuten, dass das Essen von Comfort Food einen unbewussten Bewältigungsmechanismus darstellt, mit dem die Stresssymptome abgemildert werden sollen.[99] Auch Alkohol funktioniert als Spannungslöser, da er schnell zu Zucker abgebaut wird und dem Gehirn nun ausreichend Energie zur Verfügung steht, sodass kein weiteres Cortisol mehr benötigt wird.

Zu Stress kommt es nicht nur, wenn wir unter Zeitdruck stehen oder unser Schreibtisch unter Bergen von Arbeit versinkt. Auch Abnehmen verursacht Stress, vor allem, wenn wir um die gesundheitlichen Gefahren von Übergewicht wissen und gerade deshalb abnehmen wollen. Die Angst um die Gesundheit bedeutet letztendlich schlichtweg Angst, und Angst bedeutet Stress! Hinzu kommt noch der Stress, der aus der Angst zu versagen resultiert. Nicht zu vergessen die damit einhergehenden Schuldgefühle.

Letztendlich wirkt chronischer Stress auch auf epigenetischer Ebene. Langzeitbeobachtungen von Familien deuteten darauf hin, dass eine schwierige Kindheit durch unsichere familiäre Bindungen, Armut und Außenseitertum, schwere Erkrankungen oder gar Missbrauch die Anfälligkeit für spätere Depressionen erhöht. Die betroffenen Kinder leiden unter chronischem Stress, was zum Anstieg von ACTH und Cortisol führt. Heilsame Erfahrungen können die Reaktionen abmildern. Doch es wird vermutet, dass eine Störung der Rückkopplung zwischen Hypothalamus, Hypophyse und Nebenniere nicht nur zum chronisch erhöhten Cortisol führt, sondern dass die an der Stressreaktion beteiligten Gene durch Methylierung in ihrer Aktivität verändert werden. Eine mögliche Spätfolge kann eine höhere Anfälligkeit für später auftretende Depressionen sein.

Normalerweise sprechen Depressionen gut auf die Behandlung mit Antidepressiva an. Antidepressiva erhöhen die Serotoninkonzentration und hemmen die Cortisolausschüttung. Die gestörte Rückkopplung kann sich wieder normalisieren. Doch nicht immer wirken Antidepressiva wie erhofft. Epignenetische Veränderungen durch frühe Traumatisierung in der Kindheit führen möglicherweise dazu, dass Serotonin nicht so gut wirkt und Cortisol durch die gestörte Rückkopplung anhaltend hoch bleibt.[100]

Der Lübecker Arzt und Ernährungsmediziner Achim Peters hat in diesem Zuge die Selfish-Brain-Theorie entwickelt. Da das Gehirn anders als der Rest des Körpers Energie nicht speichern kann, sondern einen konstanten Bedarf an Zucker hat, der bei Stress erhöht ist, verhält sich das Gehirn egoistisch. Um seinen Bedarf zu decken, aktiviert es das Hungerzentrum im Hypothalamus, was zu vermehrtem Appetit und vermehrter Nahrungsaufnahme führt. Hat das Gehirn dadurch seinen Energiebedarf gedeckt, nimmt die Stressreaktion ab. Leider ist der Appetit bei Stress meist größer als der Bedarf, sodass über die Nahrung zu viel Energie zugeführt wird, die dann im Körper als Fett gespeichert wird. Da das Essen von energiereicher Nahrung auch Wohlgefühle auslöst, fühlen sich die Betroffenen weniger gestresst, aber sie nehmen zu, was wiederum Stress auslösen kann.

Es gibt aber auch Menschen, die bei hohem Stress nicht mehr essen, sondern eher unter Appetitmangel leiden. Sie nehmen eher ab, aber ihre akute Stressreaktion hält länger an. Es wird vermutet, dass die Mehresser sich an chronischen Stress anpassen und mit anhaltend hohen Cortisolwerten reagieren, während die Appetitlosen auf dem akuten Stressmodus verbleiben, wo eher das für die Akutreaktion verantwortliche Adrenalin erhöht bleibt. Warum das so ist, weiß man noch nicht.[101]

MEDIKAMENTE UND IHRE WIRKUNG AUFS GEWICHT

»Seit ich mit Marc zusammen bin, habe ich total zugenommen. Ich kann machen, was ich will, ich nehme einfach nicht ab. Die Pille ist schuld!«, rief Sarah, während sie herzhaft in ihren Burger biss.

Die Pille muss oft für eine Gewichtszunahme herhalten. Je nach Hormonzusammensetzung kann es tatsächlich zu einer leichten Gewichtszunahme kommen. Das wichtigste Hormon Progesteron kann den Appetit wie in der Frühschwangerschaft leicht anregen, und Östrogen, das sich in zwei-Phasen-Pillen findet, fördert bei hoher Dosierung den Fettansatz an den Hüften. Heutzutage sind die Antibabypillen jedoch so gering dosiert, dass die potenziell appetitsteigernde Wirkung der Hormone kaum ins Gewicht fällt. Wahrscheinlicher ist eine Gewichtszunahme von 1 bis 3 Kilogramm durch Wassereinlagerungen, die nach Absetzen der Pille von allein wieder verschwinden. Haften bleiben hingegen die Pfunde, die durch die gemeinsamen Mahlzeiten mit dem neuen Freund angefuttert wurden. Denn unbewusst neigen einige Frauen dazu, sich den Ernährungsgewohnheiten ihres Partners anzupassen. Wenn kleine Frauen plötzlich Männerportionen essen, weil es gemeinsam so gut schmeckt und der Freund schließlich auch schlank ist, kann das gewichtige Folgen haben.

Dennoch ist die Wirkung von Medikamenten auf das Gewicht nicht zu unterschätzen und in vielen Fällen ein Grund, warum verordnete Medikamente nach kurzer Zeit wieder abgesetzt werden.

Es gibt verschiedene Möglichkeiten, wie Medikamente das Gewicht beeinflussen können. Durch Appetitsteigerung, Wirkungen auf den Stoffwechsel, Wassereinlagerungen, Änderung des Geschmacksempfindens und durch vermehrten Durst. Bei einigen Medikamenten kommen mehrere dieser Faktoren zusammen, zum Beispiel bei den Steroidhormonen, vor allem Cortison, die in den Fett- und Zuckerstoffwechsel eingreifen, aber auch eine direkte appetitsteigernde Wirkung entfalten und zusätzlich zu Wassereinlagerungen führen können.

Schilddrüsenhormone können bei Überdosierung durch die Beschleunigung des Stoffwechsels zur Gewichtsabnahme führen. Umgekehrt können Thyreostatika, Medikamente, die bei einer Schilddrüsenüberfunktion zum Einsatz kommen, den Stoffwechsel verlangsamen. Bei einer Erkrankung der Schilddrüse sind daher regelmäßige Kontrollen der Schilddrüsenwerte erforderlich, um die richtige Dosis zu finden.

Auch Insulin und einige Antidiabetika können zur Gewichtszunahme führen, was vor allem beim Typ-2-Diabetes, der mit Übergewicht in Zusammenhang steht, problematisch ist. Andererseits kann durch eine Gewichtsabnahme der Bedarf an Antidiabetika erheblich gesenkt werden, da sich die Insulinresistenz in einigen Fällen wieder zurückbildet. Insulin kann die Gewichtszunahme durch vermehrte Speicherung von Zucker und Fett in Leber, Muskulatur und Fettzellen bewirken. Zusätzlich kann es im Falle einer Überdosierung zu einer Unterzuckerung kommen, die wiederum zu Heißhungeranfällen führt. Durch die heute gut etablierte intensivierte Insulintherapie, die durch regelmäßige Blutzuckerkontrollen und daran angepasste Insulindosen gekennzeichnet ist, kann man Über- und Unterzuckerungen jedoch in den meisten Fällen vermeiden.[102]

Medikamente gegen Krebs und Immunsuppressiva können in einigen Fällen das Geschmacksempfinden verändern, wodurch es sekundär zur Appetitminderung kommt. Das Essen schmeckt einfach nicht mehr.

Ein besonderes Problem stellen die Psychopharmaka dar. Wobei hier angemerkt werden muss, dass nicht jedes Psychopharmakon dick macht. Es gibt eine ganze Reihe Psychopharmaka, die sich in Bezug auf Appetit und Gewicht neutral verhalten. Und einige können sogar beim Abnehmen helfen.[103]

Zu den Psychopharmaka werden Medikamente gegen Psychosen, die Neuroleptika, Antidepressiva, Schlaf- und Beruhigungsmittel und Phasenprophylaktika gezählt.

Alle Psychopharmaka greifen in den Gehirnstoffwechsel ein und wirken auf die Neurotransmittersysteme. Neuroleptika gegen Psychosen haben Dopamin als Angriffspunkt. Ein Überschuss an Dopamin wird für die psychotische Symptomatik verantwortlich gemacht, die mit Verkennung der Realität in Form von wahnhaften Überzeugungen einhergeht, zum Beispiel vergiftet oder verfolgt zu werden oder göttliche Kräfte zu besitzen. Dies ist mit Angst oder Euphorie verbunden. Einige Betroffene nehmen auch Stimmen wahr oder sehen Dinge, die nicht da sind. Der Schlaf-Wach-Rhythmus ist oft gestört, und viele erleben eine innere Unruhe. Neuroleptika blockieren Dopaminrezeptoren und lindern so die psychotischen Symptome. Neuroleptika wirken jedoch nicht nur selektiv am Dopaminsystem, sondern interagieren in unterschiedlichem Ausmaß auch mit weiteren Neurotransmittern wie Serotonin, Acetylcholin, Histamin und Noradrenalin. Dadurch entstehen Nebenwirkungen, die zum Teil erwünscht sind, zum Beispiel die beruhigende und sedierende Wirkung durch die Blockade der Histaminrezeptoren oder Stimulation an den Serotoninrezeptoren. Histamin hat viele Funktionen. Im Magen ist es an der Produktion der Magensäure beteiligt, und es unterstützt das Immunsystem. Es hat außerdem eine leichte antidepressive Wirkung und reguliert den Schlaf-Wach-Rhythmus. Außerdem wirkt es appetithemmend. Leider hat vor allem die in der Therapie erwünschte sedierende Wirkung durch Blockade der Histaminrezeptoren den Nachteil, dass hierdurch der Appetit gesteigert werden kann.[104] Mittlerweile steht zum Glück eine Vielzahl an Neuroleptika zur Verfügung, sodass gegebenenfalls ein Wechsel des Medikaments Abhilfe schaffen kann.

Als Ursache für Depressionen wird ein Mangel an Serotonin angenommen, der entweder spontan oder durch massiven Stress ausgelöst werden kann. Antidepressiva setzen hier an, indem sie den Serotoninspiegel erhöhen. Je selektiver die Antidepressiva auf das Serotoninsystem wirken, desto geringer ist ihr Einfluss auf den Appetit, da Serotonin selbst nicht appetitsteigernd wirkt. Einige neuere Antidepressiva aus der Gruppe der SSRI wirken sich sogar positiv auf den Appetit und auf den Zuckerstoffwechsel aus. Da viele Depressive an ausgeprägten Schlafstörungen und quälendem Grübeln leiden, werden zumindest zu Beginn der medikamentösen Behandlung Antidepressiva eingesetzt, die zusätzlich blockierend auf das Histaminsystem wirken. Die beruhigende und schlaffördernde Wirkung entlastet die Patienten.

Doch auch hier gilt letztendlich die Faustformel der Behandlung mit Psychopharmaka: »Was müde macht, macht dick.« Je stärker die antihistaminerge sedierende Wirkung ist, desto größer ist die Wahrscheinlichkeit einer Gewichtszunahme während der Behandlung.

Die Erfahrung hat gezeigt, dass die Gewichtszunahme vor allem zu Beginn der Behandlung mit sedierenden Psychopharmaka auftritt. Im Verlauf stabilisiert sich das Gewicht auf einem höheren Niveau, und in einigen Fällen kommt es nach längerer Behandlung auch wieder zur langsamen Gewichtsreduktion.

Unabhängig von den Psychopharmaka kann allerdings auch der Krankheitsverlauf das Gewicht beeinflussen. Depressive, die während der schweren Phase der Erkrankung aufgrund einer Appetitminderung abgenommen haben, nehmen mit Besserung der Depression das verlorene Gewicht wieder zu, wenn der Appetit zurückkehrt.

Chronifizierte Psychosen gehen oft mit einer Antriebsminderung einher. Einige Betroffene bewegen sich kaum mehr und achten nicht auf ihre Ernährung. Fastfood und Fett- und Zuckerhaltiges wirken zusätzlich stimmungsstabilisierend, sodass diese Faktoren unabhängig von der medikamentösen Behandlung eine Gewichtszunahme fördern können. Andererseits nehmen Betroffene, die unter einem Vergiftungswahn leiden, oft massiv ab, da sie sich trotz Hunger und Appetit nicht mehr trauen, etwas zu essen.

DIE APPETITANREGENDE WELT DER DROGEN

Die meisten Drogen werden eingenommen, um wacher und aktiver zu werden (Speed, Kokain, Ecstasy, Crystal Meth) und gegebenenfalls das Bewusstsein zu erweitern (LSD, halluzinogene Pilze). Sie sollen die Stimmung verbessern (Heroin) oder beruhigen (Cannabis).

Bei den Drogen gilt wie bei den Psychopharmaka: Was müde macht, macht hungrig, was aktiviert, macht satt.

Anregende und aktivierende Substanzen werden als Stimulanzien bezeichnet. Sie umfassen eine Vielzahl von Substanzen, die als Alltagsdrogen wie Koffein, Nikotin und Alkohol, als Medikamente wie Theophyllin gegen Asthma oder Methylphenidat gegen ADHS oder als illegale Drogen eingesetzt werden.

Wer einmal in die Nikotinsucht geraten ist, kommt schwer wieder heraus. Dabei ist es im Vergleich zu anderen Drogen gar nicht so einfach, von Nikotin abhängig zu werden. Die erste Zigarette schmeckt meist nicht nur scheußlich, sondern führt auch zu Schwindel, Übelkeit und Erbrechen. Manchmal hat sie auch eine durchschlagende Wirkung in Form von Durchfall. Viele Probierraucher lassen daraufhin die Zigaretten für immer sein. Wer dennoch zum Raucher werden will, muss erst mal üben. So lange, bis die Nebenwirkungen der Zigaretten schließlich ausbleiben. Wenn es so weit ist, hat sich der Körper allerdings an das Nikotin gewöhnt und eine Abhängigkeit entwickelt. Nikotin wirkt an den Nikotinrezeptoren des vegetativen Nervensystems. Es fördert die Ausschüttung von Adrenalin, Dopamin und Serotonin und hat dadurch einen stimulierenden Effekt. Raucher fühlen sich kurzfristig leistungsfähiger und berichten eine Verbesserung der Aufmerksamkeits- und Gedächtnisleistungen, nachdem sie eine Zigarette geraucht haben. In stressigen Situationen verschafft ihnen die Zigarette Entspannung. Da Nikotin schnell abgebaut wird, treten eine halbe bis eine Stunde nach der letzten Zigarette die Entzugserscheinungen ein. Daher rauchen die meisten Raucher etwa eine Schachtel Zigaretten pro Tag. Das Rauchen aufzugeben, stellt die Betroffenen vor eine große Herausforderung. Die Entzugserscheinungen sind überschaubar, und das Schlimmste nach wenigen Tagen vorbei. Doch nach einiger Zeit stellt sich ein anderes Phänomen ein. Die meisten Exraucher nehmen erst mal zu. Und das ist ganz normal.

Mit dem Beginn des Rauchens haben viele zunächst abgenommen, denn Nikotin beschleunigt den Stoffwechsel, sodass etwa 150 bis 200 Kilokalorien mehr pro Tag verbraucht werden. Außerdem wird über das Rauchen das Geschmacksempfinden gestört. Und es dämpft den Appetit. In stressigen Situationen, in denen früher zum Schokoriegel gegriffen wurde, wird jetzt eine Zigarette angezündet. Nach dem Absetzen des Nikotins verlangsamt sich der Stoffwechsel wieder auf das Ausgangsniveau. Der Appetit und das Geschmacksempfinden kehren zurück. Und statt zu rauchen, wird jetzt gerne zu Snacks gegriffen. Das führt dazu, dass einige nach mehreren Wochen, wenn der körperliche Nikotinentzug längst durch ist, wieder schwach werden und erneut anfangen, zu rauchen. Der Gewichtsanstieg nach dem Rauchstopp hängt offensichtlich mit der Anzahl der gerauchten Zigaretten zusammen. Starke Raucher nehmen mehr zu als schwache Raucher. Die gute Nachricht besteht darin, dass viele Exraucher nach längerer Abstinenz von selbst wieder abnehmen.[105]

Fast jeder kennt es. Nach einem bierseligen Abend legt man nachts auf dem Nachhauseweg noch einen Zwischenstopp beim Burger-Bräter oder an der Dönerbude ein. Und auch auf konventionellen Familienfeiern wird gerne gegen Mitternacht Torte und Käse gereicht. Und obwohl vorher schon gut gespeist worden war, greifen alle gerne zu. Früher nahm man an, dass die Appetitsteigerung durch die enthemmende Wirkung des Alkohols zustande kommt. Doch inzwischen fanden Forscher heraus, dass Alkohol direkt am Appetitzentrum im Hypothalamus Hungersignale auslöst.[106] Auch wenn ein Alkoholiker das Trinken aufgibt, kommt es in einigen Fällen zu vermehrtem Appetit auf Süßigkeiten. Forscher vermuten, dass es sich hierbei um den Versuch handelt, das Verlangen nach Alkohol zu kompensieren, da Süßigkeiten wie Alkohol am mesolimbischen dopaminergen Belohnungssystem wirken. Lübecker Forscher fanden eine signifikante Zunahme des Konsums von Süßigkeiten und insbesondere von Schokolade in den ersten Wochen der Entzugsbehandlung. Interessanterweise fiel es den Schokoladenessern leichter, die Alkoholabstinenz durchzuhalten.[107]

Zu den gebräuchlichsten illegalen aufputschenden Drogen zählen Amphetamine (Speed, Crystal Meth), MDMA (Ecstasy) und Kokain.

Als ich vor einigen Jahren nach Peru fuhr, wurden uns vor einer mehrtägigen Wanderung in den Anden Kokablätter angeboten, um der gefürchteten Höhenkrankheit vorzubeugen. Kokablätter werden in den Anden bei der schweren Feldarbeit in der Höhe gekaut und außerdem traditionell zu einem Tee gekocht. Die Wirkung einer Portion Kokablätter ist belebend, vergleichbar mit einer Tasse starkem Kaffee. Wenn man die Blätter kaut, verspürt man mit der Zeit ein Taubheitsgefühl an der Wangenschleimhaut. Kokain wirkt schmerzstillend und wird in abgewandelter Form zum Beispiel in der Zahnmedizin als Betäubungsmittel eingesetzt.

Seine Wirkung entfaltet Kokain an Dopamin-, Noradrenalin- und Serotonin-Rezeptoren. Die Kokablätter, die uns in Peru angeboten wurden, waren unbedenklich. Um eine Nase Koks herzustellen, bräuchte es einen ganzen Sack voll Kokablätter. Gegen die Höhenkrankheit reichten ein paar Blätter, gekaut oder sehr schmackhaft als Tee zubereitet.

Kokainkonsumenten nutzen Kokain zur Stimmungsaufhellung und Steigerung der Leistungsfähigkeit. Es macht wach, und das Hungergefühl verschwindet. Nach Absetzen kommt es häufig zu schweren Stimmungseinbrüchen (dem »Crash«), erhöhtem Schlafbedürfnis und zwanghaftem Verlangen nach der Droge. Diese Nachwirkungen können viele Wochen anhalten.[108]

Die meisten Appetitzügler leiten sich aus den Amphetaminen ab. Amphetamine, und damit auch die Drogen Speed, Crystal Meth, Ecstasy und weitere Amphetaminabkömmlinge, wirken durch Hemmung des Hungerzentrums im Hypothalamus. Außerdem steigern sie durch ihre Wirkung auf das sympathische Nervensystem und durch die Interaktion mit den Neurotransmittern Noradrenalin, Dopamin und Serotonin den Grundumsatz. Wegen der schädigenden Wirkung auf das Herzkreislaufsystem und des Abhängigkeitspotenzials sind die meisten der in den 1970er-Jahren noch frei verkäuflichen Appetitzügler nicht mehr zugelassen. Ein weiterer Nachteil der Appetitzügler ist die Begrenztheit der appetitzügelnden Wirkung auf den Zeitraum der Einnahme. Sobald sie abgesetzt werden, kehren der Appetit und damit das verlorene Gewicht wieder zurück.

In der Zwischenzeit wurden verschiedene Appetitzügler entwickelt, die zunächst große Hoffnungen weckten. Doch auch die neueren Entwicklungen hielten dem Alltagstest nicht stand. Der vor zehn Jahren zugelassene Cannabinoid-Rezeptoren-Hemmer Rimonabant® wurde nach nur zwei Jahren wegen des erhöhten Risikos für Depressionen wieder vom Markt genommen. Aktuell weckt das seit 2018 neu zugelassene Mysimba® große Hoffnungen. Es enthält den Dopamin- und Noradrenalin-Wiederaufnahmehemmer Bupropion, der seit Längerem bei der Raucherentwöhnung und zur Behandlung von Depressionen eingesetzt wird. Als weitere wirksame Substanz enthält es den Opioid-Rezeptor-Antagonisten Naltrexon, der zur Therapie von Abhängigkeitserkrankungen etabliert ist, vor allem in Verbindung mit Alkohol und Opiaten. Von dieser Medikamentenkombination verspricht man sich eine appetithemmende Wirkung durch die Hemmung am Appetitzentrums und die Wirkung am dopaminergen Belohnungssystem.[109]

Die schmerzstillenden und euphorisierenden Eigenschaften des Opiums, der Milchsaft des Schlafmohns, waren schon lange bekannt und wurden bereits in der Antike eingesetzt. Nachdem es im 19. Jahrhundert gelungen war, Morphin aus dem Opium zu extrahieren, setzte es sich als Narkose- und Betäubungsmittel in der medizinischen Behandlung durch. Und es brachte die ersten Morphinisten hervor, die sich nicht selten unter den Apothekern und Ärzten befanden, die einen leichteren Zugang zu der Droge hatten. Dem Chemiker und Pharmazeuten Felix Hoffmann gelang schließlich die Synthese von Diacetylmorphin, das 1896 unter dem Namen Heroin von Bayer vermarktet wurde.

Opiate entfalten ihre Wirkung an spezifischen Opiatrezeptoren, die sich vor allem im Gehirn, aber auch im peripheren Nervensystem finden. Der Körper produziert selbst Opiate, die Endorphine, die vor allem in der Hypophyse und im Hypothalamus gebildet werden. Das Endorphinsystem tritt in Notfallsituationen auf den Plan. Durch Ausschüttung von Endorphinen wird die Schmerzwahrnehmung gehemmt. Das erklärt zum Beispiel, warum bei einer akuten Verletzung der Schmerz zunächst erst mal ausbleiben kann und erst mit zeitlicher Verzögerung wahrgenommen wird. Bei extremer Anstrengung, zum Beispiel während eines Marathonlaufs, kann die Endorphinausschüttung das so genannte Runner's High, das Läuferhoch, auslösen, das für kurze Zeit die Qualen vergessen lässt und den Läufer glücklich ins Ziel geleitet. Auch das für die Appetitregulation bedeutsame Proopiomelanocortin (POMC) gehört zu den Endorphinen. Im Hypothalamus vermittelt es Sättigung. Opiate können aber auch auf andere Weise den Appetit verderben. Denn sie stimulieren auch die dopaminabhängigen Rezeptoren im so genannten Brechzentrum des Stammhirns und lösen dadurch Übelkeit und Erbrechen aus.

Anders als die aktivierenden und euphorisierenden Drogen wird Cannabis zur Beruhigung und Entspannung eingesetzt. Die appetitsteigernde Wirkung von Cannabis ist lange bekannt. Es wurde schon in der ayurvedischen Medizin verwendet. Als ich in den 1990er-Jahren mein praktisches Jahr in der Onkologie absolvierte, erwischten wir während einer Visite eine Patientin beim Kiffen. Mein damaliger Oberarzt tolerierte den Drogenkonsum nicht nur, sondern sprach sich auch offen für den medizinischen Einsatz von Cannabis aus. Es sollte dann noch über 20 Jahre dauern, bis Cannabis tatsächlich als Medikament zugelassen wurde.[110]

Der Körper stellt eigene endogene Cannabinoide her, die an Cannabinoidrezeptoren binden und darüber ihre appetitsteigernde, beruhigende und schmerzstillende Wirkung entfalten. Cannabinoidrezeptoren finden sich im Gehirn (Typ CB1), im Magendarmtrakt und in Immunzellen (Typ CB2). Der für die Appetitregulation interessante Cannabinoidrezeptor CB1 findet sich in den Basalganglien, im limbischen System und im Hypothalamus. Wenn man kifft, binden THC und der weitere wirksame Bestandteil CBD an den Rezeptor CB1 und lösen Appetit aus[111], indem im Hypothalamus die Aktivität der sättigenden POMC-Neuronen gestört wird.[112] Die appetitsteigernde Wirkung von Cannabis an den CB1-Rezeptoren brachte Pharmakologen auf die Idee, den Spieß einfach umzudrehen und mit der Entwicklung eines potenten CB1-Rezeptorenblockers einen wirksamen Appetitzügler auf den Markt zu bringen. Wie weiter oben beschrieben, musste das tatsächlich sehr wirksame Rimonabant® allerdings wegen schwerer psychischer Nebenwirkungen nach kurzer Zeit vom Markt genommen werden.

BEEINFLUSSEN DARMBAKTERIEN UNSER GEWICHT?

Die 32-jährige Patientin N. N. war zeitlebens normalgewichtig, bis sie an einer hartnäckigen Darminfektion mit dem Durchfallerreger Clostridium difficile erkrankte. Mehrere Versuche, das Bakterium mit Antibiotika zu bekämpfen, schlugen fehl. Nach einer kurzen Phase der Besserung kamen die Symptome immer wieder zurück. Schließlich entschieden sich die behandelnden Ärzte zu einem drastischen Schritt. Um der Infektion endlich Herr zu werden, verabreichten sie der Patientin einen hoch aggressiven Antibiotikacocktail, der allerdings neben Clostridium difficile auch die übrigen Darmbewohner vernichtete. Um die Darmflora wieder aufzubauen, nahmen sie anschließend eine Stuhltransplantation vor. Da die Vorstellung, Stuhl von einem unbekannten Spender zu erhalten, nicht sehr appetitlich war, wurde auf Wunsch der Patientin eine gereinigte Stuhlprobe ihrer 16-jährigen gesunden, aber leicht übergewichtigen, Tochter verwendet. Die Behandlung verlief erfolgreich, und nach mehreren Nachuntersuchungen galt die Patientin als geheilt. Doch dafür kam es zu einer unerwarteten Nebenwirkung. Die Patientin nahm kontinuierlich zu. Gewichtsregulierende Maßnahmen scheiterten, und nach drei Jahren war ihr BMI von 26 auf 34,5 gestiegen. Auch die Tochter nahm weiter zu.[113] Konnte es möglich sein, dass die Tochter dickmachende Darmbakterien hatte, die der Mutter zuvor gefehlt hatten?

Zumindest bei Mäusen fand sich ein Zusammenhang zwischen dem Darmmikrobiom und der Neigung zur Adipositas. Keimfreie Mäuse nehmen im Gegensatz zu Mäusen mit einem ausgebildeten Darmmikrobiom bei fettreicher Ernährung weniger Gewicht zu. Nachdem keimfreie Mäuse Darmbakterien von adipösen Mäusen erhielten, nahmen sie unabhängig von der Ernährungsform zu, während die Empfänger des Mikrobioms der schlanken Mäuse ihr Gewicht hielten.[114]

Im Magendarmtrakt findet sich ein komplexes Ökosystem aus Darmbakterien, das beim gesunden Menschen ein symbiotisches Zusammenleben ermöglicht. Die Darmbakterien unterstützen die Verdauung und damit die Aufnahme von Nährstoffen und Vitaminen. Außerdem wirken sie immunmodulierend und halten die Zahl krankmachender Erreger in

Schach. Im Gegenzug profitieren die Bakterien von dem reichhaltigen Nahrungsangebot im Darm. Das Darmmikrobiom, also die Gesamtheit der Mikroorganismen, die den Darm besiedeln, wiegt für sich genommen bis zu 1,5 Kilogramm und enthält über 1000 verschiedene Bakterienarten. Während des Geburtsvorgangs wird der bis dahin sterile Magendarmtrakt des Neugeborenen durch die Darmbakterien der Mutter besiedelt. Beim Kaiserschnitt verläuft die Besiedelung hingegen über die Hautbakterien der Mutter. Mit zunehmendem Alter differenziert sich das individuelle Darmmikrobiom, das etwa um das dritte Lebensjahr stabil ist.[115] Eine wesentliche Rolle für die Differenzierung spielt die Ernährung. Je nach Kulturkreis ergeben sich erhebliche gruppenspezifische Unterschiede. Auch das Darmmikrobiom von Vegetariern unterscheidet sich von Fleischessern. Zwillingsstudien an Menschen konnten zeigen, dass sich das Darmmikrobiom von eineiigen Zwillingen stärker als erwartet unterscheidet, was dafür spricht, dass unabhängig von der Genetik die Ernährungsform entscheidend für die Ausbildung des Darmmikrobioms ist.

Trotz der Bakterienvielfalt gehören etwa 99 Prozent der Darmbakterien eines Erwachsenen zu den vier Stämmen Firmicutes, Bacteroidetes, Proteobacteria und Actinobacteria. Beim Übergewicht spielt das Verhältnis von Bacteroidetes und Firmicutes eine wichtige Rolle. Normalerweise ist dieses Verhältnis ausgewogen. In Untersuchungen wurde allerdings herausgefunden, dass bei Adipösen der Anteil der Firmicutes zulasten der Bacteroides verschoben ist. Firmicutes haben die Besonderheit, dass sie aus den sonst unverdaulichen Ballaststoffen Energie gewinnen können, indem sie die Vielfachzucker (Polysaccharide) in Einfachzucker aufspalten. Der aus den Ballaststoffen gewonnene Zucker dient nicht nur den Bakterien als Nahrungsquelle, sondern wird auch von dem menschlichen Darm als Energiequelle genutzt.[116]

Doch die Firmicutes sind nicht allein für die Entstehung von Übergewicht verantwortlich. Die meisten der zahlreichen Bakterienarten des Darmmikrobioms sind noch gar nicht erforscht. Neben dem verschobenen Verhältnis zwischen Firmicutes und Bacteroides weisen adipöse im Vergleich zu schlanken Menschen insgesamt eine geringere Vielfalt an Darmbakterien auf. Bei schlanken Menschen finden sich auch mehr

Milchsäurebakterien (Bifidobacterium und Lactobacillus).[117] Zwei weitere Vertreter finden sich ebenfalls bevorzugt bei Schlanken und scheinen nicht nur Adipositas, sondern auch Diabetes und entzündlichen Darmentzündungen vorzubeugen: Akkermansia muciniphila und Faecalibacterium prausnitzii, die nach ihren Entdeckern benannt worden sind.[118]

Inzwischen ist bekannt, dass die Art der Ernährung das Darmmikrobiom beeinflussen kann. Durch eine jahrelange fett- und kohlenhydratreiche Ernährung verarmt das Darmmikrobiom. Bereits wenige Tage eines Ess- und Trinkexzesses können die Zusammensetzung des Darmmikrobioms verändern. Doch zum Glück sind diese Veränderungen reversibel, wenn zur ausgewogenen Ernährung zurückgekehrt wird.[119] Schwieriger wird es nach jahrelanger Fehlernährung. Einige Veränderungen sind unumkehrbar. Dennoch kann auch hier eine Ernährungsumstellung noch Positives bewirken.[118]

Die meisten Darmbakterien sind für uns nützlich, doch sie sind nicht selbstlos, sie wollen überleben. Und dafür müssen sie möglichst viel Energie aus unserem Darminhalt gewinnen. Hierfür haben sie im Laufe der Evolution Möglichkeiten entwickelt, die Art der Nahrung, die im Darm ankommt, zu beeinflussen, indem sie den Appetit des Wirts steigern. Einige senden Botenstoffe aus, die direkt am Appetitzentrum wirken und so die Lust auf Essen steigern, vor allem auf Fett- und Kohlenhydratreiches. Einige Darmbakterien produzieren die Neurobotenstoffe Dopamin oder Tryptophan, den Vorläufer des Serotonins, das in der Darmwand regulär produziert wird. Ist das Darmmikrobiom an diesen Bakterien verarmt, sinkt die Stimmung. Kompensatorisch steigt die Lust auf Süßes. Während Serotonin über den Blutweg ins Gehirn gelangt, gibt es im Darm über den Vagusnerv auch eine direkte Verbindung zwischen den Darmzellen und dem Gehirn. Inzwischen fanden Forscher heraus, dass einige Darmbakterien Signale an den Vagusnerv senden können, wodurch der Appetit ebenfalls beeinflusst wird.[120]

ZUSAMMENFASSUNG

Bevor es im nächsten Abschnitt an den Handlungsteil geht, werden im Folgenden die wichtigsten Einflussfaktoren auf den Appetit kurz zusammengefasst:

1. Der individuelle Appetit wird bereits im Mutterleib angelegt und weiterhin enorm während der Kindheit geprägt. Eingefahrene Routinen wie den allwöchentlichen Couch-Samstag mit Chips und Schokolade vor dem Fernseher lassen sich nur schwer durchbrechen.
2. Die Nahrungsmittelindustrie verführt uns immer wieder aufs Neue und ist dabei nicht so wohlwollend, wie sie gern tut. Die Zutatenlisten einiger Produkte sind ellenlang und die wenigsten Inhaltstoffe lassen sich auf Anhieb problemlos aussprechen. Fertignahrung macht Lust auf mehr und ein ewiger Teufelskreis setzt sich so leicht in Gang.
3. Und auch Umweltgifte wie die hormonaktiven endokrinen Disruptoren, die sich in Plastik und Kunststoffen finden, stehen im Verdacht, unseren Appetit steigern und Übergewicht zu fördern.
4. Neben unserem kulturellen Hintergrund wirken sich auch das Klima und die Jahreszeiten auf den Appetit aus. In der kalten dunklen Jahreszeit steigt durch den Lichtmangel der Appetit auf Süßes und Fettes, und die vorweihnachtlichen Leckereien wirken auf das Belohnungssystem und verbessern die Stimmung.
5. Es gibt wenige genetisch bedingte Erkrankungen, die mit Übergewicht einhergehen. Der Einfluss der Gene ist insgesamt jedoch sehr gering. Die bekannten Gendefekte wirken direkt am Appetitzentrum des Hypothalamus und gehen mit massivem Übergewicht einher. Neuerdings mehren sich Hinweise darauf, dass epigenetische Veränderungen auf den Zuckerstoffwechsel und damit auf die Appetitregulation einwirken. Für anhaltenden Stress sind epigenetische Veränderungen nachgewiesen, die auch noch auf die Nachkommen weiter vererbt werden können.
6. Hormone haben einen wesentlichen Einfluss auf den Appetit, der durch die Sättigungshormone Insulin und Leptin und das Hungerhormon Ghrelin reguliert wird. Die Hormondrüsen können den Appetit in beide Richtungen beeinflussen. Normalerweise ist das Hormonsystem jedoch ausgeglichen. Hormonelle Schwankungen des Menstruationszyklus gleichen sich in der

Regel aus. Ein krankheitsbedingtes zu viel oder zu wenig an bestimmten Hormonen, zum Beispiel ein hoher Cortisolspiegel bei anhaltendem Stress, stören jedoch das hormonelle Gleichgewicht, sodass es zu vermehrtem Appetit kommen kann.

7. Bestimmte Medikamente, vor allem Schilddrüsenhormone, Kortison und Psychopharmaka, aber auch Drogen, können den Appetit beeinflussen. Für letztere gilt die Faustformel: Was müde macht, macht dick, was anregt, macht schlank.
8. Und auch unsere Darmbewohner können den Appetit verändern. Darmbakterien wollen wie wir auch satt werden. Einige sind in der Lage, sonst schwerverdauliche Nahrungsbestandteile wie Ballaststoffe in besser verdauliche kurzkettige Kohlenhydrate zu spalten, die dann über den Darm in den menschlichen Körper gelangen und zusätzlich als Energiequelle dienen. Darüber hinaus werden auch von einigen Bakterien abgesonderte Botenstoffe diskutiert, die am menschlichen Appetitsystem wirken können.
9. Der Appetit wird im Wesentlichen im Gehirn reguliert. An erster Stelle steht der Hypothalamus, der aus dem Körper über Botenstoffe Informationen erhält, ob Energie benötigt wird, und dann entsprechend ein Hunger- oder Sättigungsgefühl vermittelt. Die Appetitregulation im Hypothalamus läuft ebenso wie in den beiden anderen Gehirnbereichen, dem Striatum und dem Belohnungssystem, erst mal unbewusst ab. Das Striatum ist für die Ausbildung von Gewohnheiten verantwortlich, zum Beispiel die Verknüpfung Kinobesuch und Appetit auf Cola und Popcorn. Das Belohnungssystem weckt die Lust auf Süßes, wenn wir unter Stress stehen.
10. Doch zum Glück sind wir den unbewussten Vorgängen im Gehirn nicht hilflos ausgeliefert. Denn auch wenn der Appetit zunächst unbewusst reguliert wird, nehmen wir bewusst wahr, ob wir satt oder hungrig sind. Und wenn wir achtsam sind, können wir sogar unterscheiden, ob wir wirklich Hunger haben, oder nur Appetit. Als Verbündeter steht uns der präfrontale Kortex zur Seite, der es uns ermöglicht, uns in bestimmten Situationen für oder gegen das Essen zu entscheiden, eine Ernährungsumstellung zu planen und durchzuhalten und im Zusammenspiel mit dem Striatum und dem Belohnungssystem Alternativen zum Frust- und Belohnungsessen zu finden. Wie das geht, wird im Handlungsteil verraten.

Appetit zähmen

NUR WAS WIR ANNEHMEN, KÖNNEN WIR ÄNDERN

Wir haben Appetit. Und obwohl wir körperlich satt sind, fordert uns der Appetit auf, mehr zu essen, als uns gut tut. Der Appetit lässt sich nicht so einfach austricksen. Wir scheinen unserem Appetit hilflos ausgeliefert zu sein.

Im ersten Teil wurden die verschiedenen Faktoren, die unseren Appetit beeinflussen können, ausführlich untersucht. Die angeborenen Gegebenheiten wie unsere Gene oder unsere Geschlechtszugehörigkeit können wir nicht ändern. Und dennoch sind wir dem Appetit gegenüber nicht machtlos. Wir können ihn zähmen. Doch zähmen gelingt nicht mit Gewalt. Wenn wir den Appetit mit Macht bezwingen wollen, wird er sich heftig wehren. Ein Kampf, den wir nur verlieren können.

Vor einigen Jahren kam ich an einen Punkt, an dem ich es nicht mehr aushalten konnte, mich täglich in meine zu eng gewordenen Jeans zu pressen. Der Hosenknopf hatte bereits einen blauen Fleck unterhalb meines Bauchnabels hinterlassen, und der Hosenbund schnürte so sehr, dass ich kaum noch atmen konnte. Ich konnte mich kaum mehr hinhocken, so sehr spannte die Hose in den Schenkeln.

Doch neue Hosen kaufen, in dieser unsagbaren Größe – undenkbar!

Aber dann sagte eine Freundin diesen Satz, der alles änderte: »Nur was wir annehmen, kann sich verändern.«

Das erschien mir zunächst paradox. Wenn ich der Tatsache ins Auge schaue, dass meine Hosen mindestens zwei Nummern zu klein sind, kommt eine ungeheuerliche Wahrheit ans Licht: Ich habe zugenommen!

Manche Wahrheiten verdrängen wir lieber. Verdrängung ist bis zu einem gewissen Grad auch sinnvoll, denn würden wir uns alles merken, was wir jemals erlebt haben, könnten wir unseren Alltag nicht mehr bewältigen. Unser Geist würde überflutet werden, und wir könnten keinen klaren Gedanken mehr fassen.

Das Erinnern schlimmer Erfahrungen kann heftige Gefühle wie Wut, Trauer oder Angst auslösen. Da wir diese Gefühle meist als unangenehm empfinden und sie uns im Alltag stören, verdrängen wir sie.

Doch leider haben verdrängte Gefühle und Erinnerungen die unangenehme Eigenschaft, dass sie ans Licht drängen wollen. Wenn man sie nicht beachtet, finden sie verschiedene Wege, um ins Bewusstsein zu kommen, zum Beispiel in Form von Albträumen, körperlichen Beschwerden oder gesteigertem Appetit.

Wenn wir also die Tatsache verdrängen, dass wir unserem Appetit allzu oft nachgegeben und zugenommen haben, unterhalten wir unbewusst den Teufelskreis von Überessen, Zunehmen, Verdrängen und Überessen. Zunehmen passiert nicht über Nacht. Auch wenn wir es lange Zeit verdrängen, wissen wir im tiefsten Inneren, dass wir mehr geworden sind. Dennoch vermeiden wir alles, was uns mit dieser Wahrheit konfrontieren könnte. Wir vermeiden es, ins Schwimmbad zu gehen, wir vermeiden den Blick in den Spiegel und nehmen Reißaus, wenn jemand ein Foto von uns machen will. Wir umgeben uns bevorzugt mit Leuten, die dicker sind als wir, und haben dabei ein gutes Gefühl, denken: »Ach, so schlimm ist es bei mir nun auch wieder nicht.«

Wir vermeiden den Gang auf die Waage, weil wir den Super-GAU fürchten. Allein die Vorstellung daran löst Angst und körperliche Reaktionen aus. Wir zittern, spüren unseren Herzschlag, werden unruhig.

Doch Angst ist nur ein Gefühl, das die Funktion hat, uns vor Gefahr zu warnen. Sofern wir nicht an einer Angststörung leiden, hilft uns die Angst, aktiv zu werden, zum Beispiel zu flüchten, wenn wir verfolgt werden.

Aber wir befürchten, dass alle Dämme brechen, wenn wir uns der Wahrheit stellen und anerkennen, dass wir ein Appetitproblem haben. Wir glauben, wenn wir den Kampf gegen den Appetit aufgeben, sind wir ihm hoffnungslos ausgeliefert. Er wird uns überwältigen, und wir werden immer weiter zunehmen. Da kann man nur noch resignieren.

Doch Akzeptanz bedeutet nicht Resignation. Beide Haltungen stehen im Zusammenhang mit einer unangenehmen Lebenssituation, zum Beispiel einer schweren Erkrankung, einer zermürbenden Partnerschaft oder dem ewigen Kampf mit den Pfunden.

Doch es liegt ein entscheidender Unterschied darin, ob wir angesichts des Unabänderlichen resignieren, oder ob wir die Situation so annehmen, wie sie ist.

Anders als Akzeptanz geht Resignation mit einem Gefühl der Entsagung einher und verursacht Leid. Resignation ist passiv. Wenn wir resignieren, verharren wir in der Opferposition. Wir schreiben alle unsere schlechten Gefühle äußeren Umständen zu. Wenn wir es nicht schaffen, aus der Opferposition herauszukommen, werden wir immer unleidlicher, stumpfen ab, können keine Freude mehr empfinden, werden misstrauisch gegenüber anderen und enden schlimmstenfalls in einer Depression. Resignation verursacht anhaltenden Psychostress. Und wie im Kapitel über Stresshormone ausführlich beschrieben wurde, steigert seelischer Stress den Appetit. Wenn wir resignieren, ist die Wahrscheinlichkeit hoch, dass wir über den gesteigerten Appetit noch mehr essen und zunehmen, was uns wiederum in unserer resignativen Haltung bestärkt, ein fataler Teufelskreis.

Ganz anders verhält es sich, wenn wir zu einer echten Akzeptanz kommen. Die lateinische Herkunft der Akzeptanz (»accipere«) beinhaltet Annehmen und Einwilligen. Wenn wir einwilligen, stimmen wir zu, und diese Zustimmung setzt eine Entscheidung voraus. Die Entscheidung, der Wahrheit ins Auge zu sehen. Entscheiden ist aktiv. Mit der Akzeptanz entscheiden wir uns, aus der Opferhaltung herauszugehen. In dem Moment, in dem wir uns entscheiden, die aktuelle Situation zu akzeptieren, wie sie ist, werden wir innerlich frei. Denn wir müssen keine Energie mehr aufbringen, um die Wahrheit zu verdrängen. Und das ist der Ausgangspunkt für Veränderung.

Als ich mich dazu entschieden hatte, nicht weiter die Augen vor meiner Gewichtszunahme zu verschließen, und mir passende Hosen kaufte, geschah etwas Unerwartetes. Bereits in der Umkleidekabine spürte ich eine unglaubliche Erleichterung. Der Druck war weg, ich konnte wieder frei atmen, und mit der passenden Hose sah ich auch nicht dicker aus als mit der zu engen. Im Gegenteil, die neue Hose saß und warf wenigstens keine Falten.

Und die Wirkung war nachhaltig. Mit der Akzeptanz des höheren Gewichts hatte sich etwas in mir gelöst. Ich war entspannter und konzentrierte mich wieder auf die anderen Dinge des Lebens. Allmählich nahm ich ab. Ich hatte kleine Veränderungen vorgenommen, mich bewusster ernährt und mehr bewegt. Doch der Unterschied zu vorherigen Diäten war, dass ich das entspannt tun konnte, ohne den Teufel im Hintergrund, der mir einflüsterte: »Du schaffst es ja eh nicht, du hast einfach die falschen Gene und bist 10 Zentimeter zu klein.«

Die Erkenntnis, dass Schwierigkeiten durch die Akzeptanz der Wahrheit überwunden werden können, ist nicht neu. Als Buddha vor 2600 Jahren zur Erleuchtung gelangte, stellte er fest, dass das Leben an sich Leiden bedeutet. Doch seine tröstende Botschaft lautete, dass das Leid überwunden werden kann. Interessanterweise kam er während einer längeren Fastenperiode zu dieser Erkenntnis.

Wir alle müssen im Leben leidvolle Erfahrungen machen. Doch entscheidend ist, wie wir mit dem Leid umgehen. Die unangenehme Wahrheit ist, dass wir unser Leid selbst schaffen. Das klingt erst mal sehr provokant. Wir sollen schuld sein, wenn wir an Naturkatastrophen, Krankheiten und Verlust leiden? Natürlich können wir diese äußeren Umstände oft nicht ändern. Doch es ist nicht die Erfahrung an sich, die Leiden schafft, sondern die Art, wie wir damit umgehen. Also raus aus der Opferrolle. Akzeptieren und annehmen lauten die Schlüssel zum Glück.

Diese Kernbotschaft hat die Jahrtausende überdauert und hat auch Eingang in die moderne Psychotherapie gefunden. Anna Freud, Tochter von Sigmund Freud, befasste sich mit allen Facetten des Verdrängens und stellte fest, dass wir die verdrängten Konflikte und Ängste ins Bewusstsein holen müssen, um sie bearbeiten zu können. Gelingt das, können wir seelisch reifen und genesen.[121]

Marsha Linehan, eine amerikanische Psychologin, entwickelte eine spezielle Therapie für Patienten mit dem Borderline-Syndrom. Die Betroffenen haben in ihrem Leben oft unvorstellbares Leid erfahren, was ihr gesamtes Erleben, Fühlen und Handeln beeinflusst.[122] Die herkömmlichen Therapieverfahren versagten allzu oft. Doch Linehan konnte ihren Patienten gerade dadurch helfen, dass sie sie ermutigte, das Leid, das ihnen geschehen war, anzunehmen. Durch radikale Akzeptanz wurde es den Patienten möglich, aus der Opferrolle herauszutreten und das Leben wieder aktiv zu gestalten.

Die Akzeptanz- und Commitment-Therapie, die durch den US-amerikanischen Psychologen Steven C. Hayes begründet wurde, stellt der Akzeptanz noch das Commitment zur Seite. Commitment bedeutet in diesem Zusammenhang eine Selbstverpflichtung und somit eine aktive Haltung. Es bedeutet Akzeptanz und die Bereitschaft, das aufzugeben, was das Leid verursacht.[123] Das können zum Beispiel selbstzerfleischende Gedanken sein wie: »Ich bin hoffnungslos verfressen, ich werde immer fett bleiben.« Solange wir diese selbstschädigenden Gedanken zulassen, sabotieren wir uns selbst. Doch wir können uns dazu entscheiden, diese Gedanken nicht mehr zuzulassen.

Letztendlich geht es bei allen Therapieverfahren darum, die Wahrheit aufzudecken und einen Weg zu finden, mit der Wahrheit umzugehen. Das Entscheidende ist, dass wir ja sagen. Ja zur Wahrheit, ja zu uns und ja zur Veränderung.

Nun könnte man annehmen, man müsste einfach nur positiv denken, und dann wird alles gut. Doch leider ist es nicht so einfach. Stellen Sie sich vor, sie leiden seit Jahren unter den Dellen an ihren Oberschenkeln. Sie haben alles getan, um sie zu kaschieren, wagen kaum, an sich herunter zu schauen, wenn Sie nackt sind. Und dann sagt Ihnen jemand: »Stellen Sie sich täglich zehn Minuten vor den Spiegel und wiederholen Sie: ›Meine Oberschenkel sind wohlgeformt. Ich bin schön.‹«

Das positive Denken beruht auf der Annahme, dass das, was wir für wahr halten, wahr werden kann. Das ist nicht grundsätzlich falsch und in einigen Bereichen, zum Beispiel wenn wir ernsthaft etwas verändern wollen, kann es durchaus hilfreich sein. Es funktioniert allerdings nur, wenn die Wahrscheinlichkeit, dass das Gewünschte eintreten wird, auch realistisch ist.

Wenn ich mir einrede, die verhassten Dellen an meinen Oberschenkeln würden dadurch verschwinden, dass ich mir täglich zuspreche, sie seien schön, belüge ich mich selbst. Spätestens wenn wir vor dem Spiegel stehen und sich unsere Kiefermuskeln so verspannen, dass wir den Satz mit den schönen Dellen kaum herausbekommen, wissen wir, dass wir uns selbst belügen.

Akzeptanz darf daher nicht mit Sich-selbst-Belügen verwechselt werden. Akzeptanz bedeutet, die Situation so anzunehmen, wie sie jetzt ist. Ohne zu werten. Ich kann meine Gewichtszunahme als momentane Tatsache annehmen. Und ich kann aus dieser wertfreien Haltung heraus die Entscheidung treffen, mein Gewicht durch kleine Änderungen meiner Essgewohnheiten zu reduzieren. Wenn ich mich nicht selbst belüge und nicht resigniere, kann ich es schaffen. Denn dann steht mir die Energie, die sonst für das Verdrängen draufginge, zur Verfügung, um wirklich aktiv zu werden.

Selbstverleugnung bedeutet, sich selbst einzureden, auch mit massivem Übergewicht attraktiv und gesund zu sein und dass Schlanksein überbewertet wird. Wenn ich das wirklich aus tiefstem Herzen glaube, ist das in Ordnung. Doch die meisten übergewichtigen Menschen, die behaupten, sie seien mit ihrem Gewicht und ihrem Aussehen vollkommen zufrieden, belügen sich selbst. Sie tun es aus Selbstschutz. Weil sie schon so oft an Diäten gescheitert sind, dass sie irgendwann resigniert haben. Und weil sie sich nicht mehr als Versager fühlen möchten.

Noch einmal: Wollen wir etwas verändern und unseren Appetit zähmen, müssen wir mit ihm kooperieren. In dem Moment, wo sich der Appetit zeigt, müssen wir mit ihm in Kontakt treten. Ohne zu werten. Der Appetit ist da. Doch der Appetit ist nicht mein Feind. Vielleicht will der Appetit mir etwas mitteilen. Dass ich überarbeitet bin und eine Pause brauche zum Beispiel. Und dann entscheide ich mich. Etwas zu essen. Jemanden anzurufen. Oder spazieren zu gehen.

SO BÄNDIGEN SIE DEN HEISSHUNGER

Den halben Vormittag sitzt Anna schon an einer schwierigen Aufgabe. Sie muss heute noch fertig werden. Bisher ist sie gut vorangekommen, doch seit einigen Minuten hängt sie fest. Ihre Gedanken schweifen ab. War da nicht noch der Schokoladenvorrat in ihrer Schreibtischschublade? Die Gedanken werden drängender. Und obwohl sie eigentlich noch vom Frühstück satt ist, setzen sich die Gedanken an die Schokolade fest, bis Anna schließlich nachgibt.

Es ist kein körperlicher Hunger, der Anna zur Schokolade greifen lässt. Und da sie ein reichhaltiges Frühstück zu sich genommen hatte, besteht auch kein Nährstoffmangel, der ausgeglichen werden muss.

Die anspruchsvolle, aber auch langweilige Aufgabe, die sie zudem auch noch unter Zeitdruck erledigen muss, hat Anna unter Stress gesetzt. Stress ist geradezu prädestiniert dazu, Heißhunger auszulösen. Unter Stress verlangt das Gehirn nach Zucker. Somit ist der nagende Appetit auf Schokolade eine ganz natürliche Reaktion. Normalerweise würde es in Annas Situation ausreichen, ein oder zwei Stückchen Schokolade zu essen, um die Bedürfnisse des gestressten Gehirns zu befriedigen. Die Realität sieht jedoch häufig anders aus. Denn Zucker wirkt auch über das Belohnungssystem. Der Genuss von Schokolade löst ein Wohlgefühl aus. Solange wir Schokolade essen, rückt die Langeweile in den Hintergrund. Schokolade entspannt uns. Doch essen wir zu viel, kommt hinterher der Kater. Statt entspannt und energiegeladen werden wir müde und träge. Denn nun tritt die Verdauung auf den Plan, und das Gehirn hat erst mal Pause.

Dem »kleinen Hunger« zwischendurch können wir leicht mit einer kleinen Portion Schokolade, Obst oder wonach sonst uns gerade ist, begegnen.

Doch wenn sich der »kleine Hunger« zu »Heißhunger« ausweitet, ist es mit kleinen Lösungen nicht getan. Wenn sich der Appetit zu Heißhunger steigert, wird der Drang zu essen so groß, dass wir ihm scheinbar hilflos ausgeliefert sind. Heißhunger kommt nicht aus heiterem Himmel.

Er schleicht sich an bei Langeweile, beispielsweise während einer monotonen Tätigkeit im Büro. Auch ein einsamer Sonntag allein zu Hause kann Heißhunger auslösen, ebenso wie heftige Emotionen wie Wut.

Wird der Appetit nicht befriedigt, kommt es zu einer Stressreaktion. Die Stresshormone liefern uns die nötige Energie, um uns auf Nahrungssuche zu begeben. Wir merken das daran, dass wir unruhig werden. Manche spüren eine Art innere Anspannung in der Muskulatur. Das Denken kreist ums Essen. Es entspinnt sich ein innerer Dialog zwischen der Vernunft, dass man eigentlich satt ist und nichts braucht, und dem Drang zu essen. Möglicherweise laufen wir auf und ab, bis wir schließlich am Kühlschrank vorbeikommen. Essen wir, spüren wir kurzfristig eine Erleichterung. Der Stress lässt nach, wir beruhigen uns. Und dann kommt der Katzenjammer.

Das Bedürfnis zu essen ist einer der stärksten Triebe überhaupt. Bereits Sigmund Freud setzte sich mit den Grundbedürfnissen des Menschen auseinander und unterschied zwischen Primär- und Sekundärtrieben. Die Primärtriebe umfassen das Bedürfnis nach Nahrung, Wasser, Sauerstoff, Schlaf und Sexualität und dienen dazu, das eigene Überleben und das Fortbestehen der Art zu sichern.[124]

Wenn wir dem Heißhunger etwas entgegensetzen wollen, müssen wir eine Alternative finden, die ähnlich stark wirkt. Eine Voraussetzung, damit Heißhunger möglichst selten auftritt, ist eine gute Lebensführung, bei der die Grundbedürfnisse befriedigt sind. Das bedeutet neben einer ausgewogenen Ernährung dafür zu sorgen, dass wir genug Schlaf bekommen, Stress vermeiden und soziale Kontakte pflegen sowie eine erfüllte Sexualität haben.

Leider verläuft das Leben selten so ideal, aber es lohnt sich zumindest, sich diesem Ideal ein Stück weit anzunähern.

Es muss nicht immer emotional hoch hergehen, um Heißhunger zu empfinden. Der Appetit auf bestimmte Nahrungsmittel in bestimmten Situationen ist auch erlernt. Wenn wir eine Zeit lang jeden Abend vor dem Fernseher Chips essen, dann hat sich die Situation Fernsehen mit Chipsessen verknüpft. Lerntheoretisch handelt es sich um eine konditionierte Reaktion. Der Reiz »Fernseher an« löst die Reaktion »Chips essen« aus. Eine Gewohnheit ist entstanden. Die gute Nachricht besteht darin, dass erlernte Gewohnheiten auch wieder verlernt werden können.

Der Verzicht auf die allabendlichen Chips kann zunächst Heißhunger auslösen. In dem Wissen darum können wir vorbeugen, indem wir uns zum Beispiel bewusst dazu entscheiden, keine Chips zu essen. Oder wir gestehen uns die Chips zu, wiegen aber vorher eine »erlaubte« Menge ab. Oder wir greifen zu einem kalorienärmeren Snack. Wichtig ist, dass der Snack dem Geschmack und der Konsistenz der Chips nahe kommt. Als herzhafte Alternative bietet sich zum Beispiel Rettich an. Dies stellt jedoch nur eine Zwischenlösung dar. Will man die Gewohnheit entkoppeln, so muss man Fernsehen und Essen trennen.

Heißhunger ist so mächtig, dass er dem Suchtdruck eines Alkohol- oder Drogenabhängigen nahekommt. In der Suchtmedizin wird das unwiderstehliche Verlangen nach dem Suchtmittel als Craving bezeichnet. Auch wenn die Zuckersucht in der Wissenschaft umstritten ist, da Zucker ein Grundnährstoff ist und somit keine körperliche Abhängigkeit auslösen kann, so wirkt Zucker über das Belohnungssystem und somit an der gleichen Stelle wie Drogen. Zumindest eine psychische Abhängigkeit ist daher nicht ganz abwegig. Verschiedene Ernährungsstudien, vor allem die, die sich mit Low Carb beschäftigen, deuten darauf hin, dass der zeitweise Verzicht auf Süßigkeiten und einfache Kohlenhydrate das Verlangen nach Zucker reduziert.[125]

Bei der Heroinsucht und bei der Kokainabhängigkeit konnte in Studien nachgewiesen werden, dass es zu epigenetischen Veränderungen im Belohnungssystem kommt, die den Suchtkreislauf aufrecht erhalten.[126] Ob die epigenetischen Veränderungen generell ein Ausdruck von Gewöhnung auch an andere Substanzen ist, die über das Belohnungssystem wirken, gilt es in weiteren Untersuchungen zu klären.

Um dem Heißhunger etwas entgegenzusetzen, bieten sich die Methoden aus der Behandlung von Abhängigkeitserkrankten und das Modul Stresstoleranz aus der dialektisch behavioralen Therapie DBT nach Linehan an, die in den folgenden Abschnitten detailliert erläutert werden.[122]

UM DEN HEISSHUNGER ZU BEKÄMPFEN, EIGNEN SICH DIE FOLGENDEN ANSÄTZE:

1. Wellenreiten: den Heißhunger annehmen und durchleben, bis er abebbt
2. Ablenken durch Stresstoleranz-Skills: starke Sinnesreize einsetzen
3. Alternativ handeln: das Belohnungssystem stärken
4. Auslöser eindämmen I: Lebensführung
5. Auslöser eindämmen II: Stimuluskontrolle

WELLENREITEN

Das Wellenreiten oder auch »urge-surfing« kommt in der Suchttherapie zum Einsatz. Um dem Suchtdruck zu begegnen, kommen die drei A zum Einsatz. Die stehen für:

- Annehmen
- Anfeuern
- Abreiten

Annehmen bedeutet, sich einzugestehen, dass der Drang, etwas zu essen, da ist. In einem zweiten Schritt folgt die bewusste Entscheidung, aktiv dagegen anzugehen.

Anfeuern bedeutet, sich Mut zuzusprechen. Hilfreich sind Erinnerungen an Situationen, in denen man dem Heißhunger widerstanden hat. Ein weiterer ermutigender Gedanke kann lauten: »Ich gebe nicht nach, weil ich es kann.« Das Überstehen einer Heißhungerattacke, in der wir nicht nachgeben, dient wie im Sport dem Trainingseffekt. Je mehr wir trainieren, desto besser klappt es zukünftig.

Abreiten: Heißhunger kann man sich wie eine Welle vorstellen. Es ist tröstlich zu wissen, dass Heißhunger ähnlich wie eine Stressreaktion nicht endlos andauert. In einer Stresssituation, und dazu gehört eine Heißhungerattacke zweifellos, werden Stresshormone ausgeschüttet, die kurzfristig im Blut anfluten und dann rasch wieder abgebaut werden. Wird ein Angstpatient mit dem angstauslösenden Reiz konfrontiert, spürt er innerhalb von Sekunden Angst, Zittern, Unruhe und den Impuls, zu flüchten. Bleibt er jedoch in der Situation und beobachtet seine Körperreaktionen in der Angst, wird er bereits nach ein bis zwei Minuten einen deutlichen Abfall der Angst bemerken.

Ähnlich funktioniert es bei Suchtdruck, zum Beispiel bei Alkoholabhängigkeit, wobei das Craving etwas länger anhalten kann als eine reine Angstreaktion. Aber auch hier ist der Höhepunkt nach wenigen Minuten vorbei.

Das Abreiten der Welle funktioniert wie Surfen: Der Surfer reitet nicht gegen die Welle, sondern mit der Welle. Würde er direkt auf die Welle zureiten, würde ihn die Flut der brechenden Welle überrollen. Übertragen auf den Heißhunger bedeutet das, direkt in einen Fressanfall zu geraten. Der Wellenreiter nutzt hingegen die Kraft der Welle und gleitet mit ihr ans rettende Ufer.

Um das Abreiten der Welle zu üben, empfiehlt es sich, zunächst nicht auf die große Heißhungerattacke zu warten. In einigen Entzugskliniken werden die Patienten, nachdem sie den körperlichen Alkoholentzug überstanden haben, im Rahmen einer Expositionsübung mit dem Alkohol konfrontiert. Ziel der Übung ist, Craving auszulösen und dann die Erfahrung zu machen, das Craving ohne Rückfall zu überstehen. Die Patienten erleben nach der Übung häufig eine große Erleichterung. Manche werden geradezu euphorisch. Sie sind stolz und erleichtert, widerstanden zu haben und haben nun die Erfahrung auf ihrer Seite, dass es tatsächlich möglich ist, den akuten Suchtdruck aus eigener Kraft zu überwinden.

Mit einer Exposition ist es natürlich nicht getan. Es wird immer wieder Situationen geben, in denen Suchtdruck aufkommt. Um die Sucht zu besiegen, muss man dranbleiben. Wie bei der Angsttherapie ist auch der Heißhunger beim zweiten Versuch schon etwas weniger ausgeprägt. Je häufiger man die Angst oder den Suchtdruck bewältigt, desto seltener und weniger heftig tritt er auf.

Diese Übung kann man auch mit Schokolade oder einem anderen typischen Auslöser für Heißhunger machen. Probieren Sie es am besten das erste Mal aus, wenn Sie satt, aber nicht übervoll, und relativ entspannt sind.

ÜBEN SIE, HEISSHUNGERATTACKEN ZU ÜBERSTEHEN

Zunächst besorgen Sie sich das Nahrungsmittel, das bei Ihnen das größte Verlangen auslöst. In einer möglichst entspannten Situation legen Sie das Nahrungsmittel vor sich auf den Tisch. Dabei sollten Sie möglichst keine Ablenkung zulassen. Hören Sie also kein Radio nebenher und schließen Sie andere Störquellen aus, damit Sie sich ganz auf die Übung konzentrieren können. Machen Sie die Übung nicht, wenn sie sehr ausgehungert sind, aber seien Sie auch nicht zu satt. Falls das Nahrungsmittel verpackt ist, entfernen Sie die Verpackung. Betrachten Sie das Nahrungsmittel. Spüren Sie in sich hinein. Bekommen Sie Appetit? Würden Sie am liebsten zubeißen?
Nehmen Sie das Nahrungsmittel nun in die Hand. Wie fühlt es sich an? Riechen Sie daran. Wie geht es Ihnen jetzt? Wenn Sie noch keinen Heißhunger haben, gehen Sie einen Schritt weiter und lecken Sie daran und beißen ein kleines Stück ab. Wie fühlt es sich im Mund an? Was schmecken Sie? Wollen Sie mehr? Legen sie das Nahrungsmittel nun wieder auf den Tisch zurück, betrachten Sie es. Horchen Sie in sich hinein. Wenn Sie die Heißhungerwelle abreiten, beobachten Sie die Reaktionen Ihres Körpers, Ihre Gedanken und Ihre Gefühle.

STELLEN SIE SICH WÄHREND DER ÜBUNG IMMER WIEDER FOLGENDE FRAGEN:

- Wo im Körper ist der Drang am stärksten? Spüren Sie den Heißhunger im Hals oder im Magen oder an einer ganz anderen Stelle? Vielleicht bemerken Sie eine Anspannung in den Schultern, Unruhe, leichtes Zittern? Beobachten Sie, was im Verlauf passiert.
- Welche Gedanken wollen verführen? »Komm, nur ein kleines Stück, einmal ist keinmal, andere essen schließlich auch Schokolade.« Oder: »Ich schaffe es eh nicht, was nützt es schon, wenn ich einmal widerstehe.« Hier können Sie hilfreiche Gedanken entgegensetzen: »Der Heißhunger vergeht wieder.« Oder: »Nicht nachgeben macht mich stark, ich werde widerstandsfähiger.« Oder: »Ich habe schon so viel geschafft, das schaffe ich auch.«

- Welche Gefühle kommen auf? Manche spüren Wut oder auch Neid, es kann Angst auftreten, oder Traurigkeit. Lassen Sie die Gefühle kommen, denn es sind genau diese Gefühle, die den Heißhunger ausgelöst haben. Und bedenken Sie: Auch ein heftiges Gefühl dauert nur wenige Minuten.

Diese Übung sollte so oft wie möglich wiederholt werden, zunächst bei leichtem Heißhunger. Mit zunehmender Übung ist man dann auch für die große Heißhungerattacke gewappnet.

Das Ziel besteht darin zu erfahren, dass ähnlich wie das Craving beim Alkoholabhängigen auch Heißhunger schwächer wird und schließlich verschwindet, wenn wir ganz bewusst in der Situation bleiben und wahrnehmen.

ABLENKEN

Vielleicht haben Sie auch schon mal die Erfahrung gemacht, dass sie mit einer Tüte Weingummi auf dem Sofa saßen – und dann klingelte das Telefon. Am Ende des Telefonats war die Lust auf Weingummi weg, und Sie konnten die Reste einfach wegpacken. Das Telefongespräch hat Sie abgelenkt.

In der dialektisch behavioralen Therapie DBT kommen so genannte Skills zum Einsatz, um heftige Gefühlszustände oder Suchtdruck zu bewältigen. Als Skills dienen sehr starke Sinnesreize, die stärker wirken als die innere Anspannung, die bei heftigen Emotionen oder Suchtdruck auftritt.

Das Ziel besteht darin, durch starke sensorische Reize von der unangenehmen Emotion oder dem Suchtdruck abzulenken.

Dass Ablenken durch einen starken Sinnesreiz funktioniert, ist bei dem Tauchreflex wissenschaftlich belegt. Vielleicht haben Sie sich schon einmal darüber gewundert, dass in dramatischen Filmszenen häufig eine geschockte Person zum Waschbecken läuft und sich Wasser über Hände und Gesicht laufen lässt. Hierbei handelt es sich nicht nur um ein dramaturgisches Mittel, sondern um eine hilfreiche Strategie, die auch im wirklichen Leben funktioniert. Das kalte Wasser im Gesicht aktiviert den Vagusnerv, der dafür sorgt, dass der Herzschlag abnimmt und es insgesamt zur Beruhigung kommt.

Auch Schmerz lenkt von Anspannung ab. Das Kauen auf einer Chilischote oder das Lutschen eines starken Pfefferminzbonbons lösen einen Schmerzreiz aus, der zur Ausschüttung von Endorphinen führen kann, was einen beruhigenden Effekt hat. Wenn Sie Heißhunger verspüren, probieren Sie ruhig mal einen starken Pfefferminzbonbon. Denn zusätzlich verändert Pfefferminz auch die Geschmackswahrnehmung, was jeder, der mal nach dem Zähneputzen einen Schluck Rotwein probiert hat, bestätigen kann. Auch Zähneputzen hilft übrigens.

Wer auf Schokolade nicht verzichten mag, kann auf Pfefferminzschokolade oder Schokolade mit Chili zurückgreifen. Damit lässt sich der Schokoladenappetit in der Regel gut eindämmen. Während Vollmilchschokolade gerne mal zum Kontrollverlust führt, ist das bei Chilischokolade eher unwahrscheinlich.

ERSTELLEN SIE IHRE PERSÖNLICHE SKILLS-LISTE

Es empfiehlt sich, sich für aufkommende Heißhungerattacken eine Skills-Liste anzulegen. Diese Liste sollte Skills aus allen fünf Sinnesmodalitäten enthalten. Im Folgenden finden Sie eine kleine Auswahl. Letztendlich ist es aber wichtig, dass Sie die eigenen für Sie passenden Skills finden. Denn jeder reagiert individuell auf Sinnesreize. Was dem einen hilft, ist für den anderen vielleicht wirkungslos. Es müssen auch nicht alle Skills heftig sein. Oft reicht es, etwas zu finden, was guttut und entspannt.

- Sehen: Wolken beobachten, einen Kunstband ansehen, Fische im Aquarium beobachten, Fotos anschauen, der Waschmaschine beim Waschen zuschauen, eine Serie oder einen Film gucken
- Hören: Lieblingsmusik hören, Geräuschen der Umgebung lauschen, selbst Musik machen, Geräusche draußen im Wald oder am Wasser wahrnehmen
- Riechen: Parfüm auflegen und daran riechen, an ätherischen Ölen schnuppern, an Blumen riechen

- Schmecken: Chili, Kaugummi, Anis (wird in Indien nach dem Essen gereicht)
- Fühlen: ein Haustier streicheln, den Lieblingspulli anziehen und sich einkuscheln, ein Schaumbad nehmen, Selbstmassage mit der Faszienrolle
- Ablenken durch Aktivitäten: puzzlen (gibt es auch als App), Sudoku, Jonglieren lernen, spazierengehen oder – wer mag – laufen, zur Lieblingsmusik tanzen, lesen, Tagebuch schreiben
- Ablenken durch Unterstützung: telefonieren, chatten, etwas mit jemand anderem zusammen unternehmen, mit dem Kind, Enkel oder dem Haustier spielen

ALTERNATIV HANDELN

Der Heißhunger kann sich gut tarnen. Wir gehen zum Beispiel mit besten Vorsätzen einkaufen, haben vielleicht eine Liste erstellt und uns vorgenommen, nur das einzukaufen, was drauf steht. Und dann kommt das kleine Teufelchen um die Ecke und flüstert uns ein. »Ach, sieh mal, das ist im Angebot, das kriegst du so schnell nicht wieder zu diesem Preis. Nimm es mit!« Wir versuchen uns dagegen zu stemmen, doch dann taucht der Gedanke auf, man könnte es doch kaufen, damit man was anzubieten hat, wenn Besuch kommt. Oder unser Teufelchen gaukelt uns Kontrolle vor. »Ach, dann nehme ich eben nur eins zur Zeit, und den Rest kann ich ja lagern. Ich muss ja nicht alles auf einmal essen. Und habe ich es neulich nicht auch geschafft, nur eine Handvoll Chips zu essen?«

Der »kluge Kopf« kennt die Gefahren und meidet sie. Wenn Einkaufen eine Gefahr darstellt, empfiehlt es sich, mit einer Einkaufsliste in ein Geschäft zu gehen, das wenig Auswahl hat. Kleine Bioläden eignen sich hierfür. Sie haben nur eine sehr begrenzte Auswahl an Süßigkeiten und anderen Verführern, während große Supermärkte aufgrund der Riesenauswahl eher ungünstig sind. Kleine Läden und insbesondere Bioläden haben auch weniger Sonderangebote, die zum Kaufen verführen. Die Preise sind zwar höher als im Discounter, aber wenn man dafür weniger und gute Qualität kauft, rechnet es sich am Ende doch.

AUSLÖSER EINDÄMMEN: LEBENSFÜHRUNG

Wollen wir dem Heißhunger begegnen, müssen wir die Auslöser identifizieren, die uns immer wieder in die Essfalle tappen lassen.

Als hilfreich hat sich in der Ernährungsberatung das Führen eines Esstagebuchs erwiesen. Unten finden Sie ein Beispiel, wie ein Esstagebuch aussehen könnte.

Auch wenn es etwas mühsam erscheinen mag, lohnt es sehr, für einige Zeit ein Esstagebuch zu führen. Um wiederkehrende Auslöser zu identifizieren, empfiehlt sich ein Esstagebuch für mindestens eine Woche. Wichtig ist, das Tagebuch nicht erst am Abend auszufüllen. Wie leicht vergisst man den Snack, den man mal eben zwischendurch genascht hat? Am Abend erinnern Sie sich vielleicht noch grob daran, was sie zu den Hauptmahlzeiten gegessen haben. Doch viel wichtiger als die Dinge, die Sie gegessen haben, sind die Situation und die Emotionen, in der Sie gegessen haben. Wie haben Sie sich gefühlt? Hatten Sie Hunger? Oder eher Appetit? Welches Gefühl hatten Sie, bevor sie gegessen haben? Waren Sie ausgeglichen oder verärgert oder gelangweilt? Waren sie hungrig? Oder waren Sie satt und haben gegessen, weil Abendbrotzeit war? Spannend ist auch zu sehen, wie es Ihnen nach dem Essen ging. Fühlten Sie sich wohl? Waren Sie zufrieden? Oder haben Sie sich über einen »Ausrutscher« geärgert?

Je gewissenhafter Sie das Esstagebuch führen, desto mehr erfahren Sie über Ihre Auslöser. Wenn Sie den Feind kennen, dann können Sie ihn besiegen. Auf der nächsten Seite finden Sie als Beispiel einen Auszug aus einem Ernährungstagebuch!

Was und wie viel gegessen	Anlass	Gefühl davor	Gefühl danach
1 Brötchen mit Käse	Frühstück	Hunger	satt, zufrieden
1 Tafel Schokolade	langweilige Arbeit	müde, angeödet	voll, unzufrieden, Ärger über mich selbst
Spaghetti Bolognese	in der Kantine mit den Kollegen	Hunger	o. k.

AUSLÖSER EINDÄMMEN: STIMULUSKONTROLLE

Es gibt Nahrungsmittel, die fast immer einen Kontrollverlust auslösen. Häufige Auslöser für Kontrollverlust sind Chips, Schokolade oder Eiscreme. Aber vielleicht haben Sie auch eine Vorliebe für etwas ganz anderes, was einen Kontrollverlust auslöst.

Maria berichtete, sie könne wochenlang eine Packung Lakritzkonfekt zu Hause lagern, ohne es anzurühren – solange die Tüte zu ist. Sobald sie sie öffnet, gibt es kein Halten mehr. Alle guten Vorsätze gehen dahin, am Ende ist die Tüte leer.

Für solche Fälle empfiehlt sich Stimuluskontrolle. Was nicht verfügbar ist, löst nicht so schnell Verlangen aus. Wenn die Schokolade in der Schreibtischschublade regelmäßig dazu verführt, die Arbeit zu unterbrechen und dann alles aufzuessen, nur weil es da ist, ist es besser, keine Schokolade in der Schreibtischschublade zu horten. Es gibt fast immer Kollegen, die Schokolade bunkern. Wenn also wirklich mal eine Notlage auftritt, können Sie die Person bitten, Ihnen einen Riegel zu geben. Die meisten geben gerne ab. Wenn man allerdings erst darum bitten muss, ist die Hürde größer.

Da Verbote das Verlangen eher steigern, ist es wichtig, sich seine Lieblingsleckereien nicht grundsätzlich zu verbieten. Wer mit Chips ein Problem hat, aber nicht lebenslang darauf verzichten mag, kann sich der sozialen Kontrolle bedienen. Heike zum Beispiel kaufte keine Chips mehr für sich allein. Umso mehr freute sie sich, wenn sie bei Freunden eingeladen war, und es dort Chips gab. Die Anwesenheit der anderen, die auch von den Chips aßen, gaben ihr eine soziale Kontrolle. Und die Menge, die sie in der Gemeinschaft essen konnte, war durch das Teilen noch einmal begrenzt.

Die anonymen Esssüchtigen haben eine Regel: »Nur für heute bleibe ich abstinent von dem Nahrungsmittel, das einen Kontrollverlust auslöst.«

Die Vorstellung, nie wieder ein bestimmtes Lebensmittel essen zu dürfen, löst Unbehagen bis hin zu Panik aus und kann schließlich in einem Fressanfall münden. Mit der Regel »nur für heute« umgeht man das Verbot. Man setzt sich ein Zeitziel, in dem man das Bedürfnis aufschiebt.

Beim Heißhunger kann das Zeitlimit kürzer ausfallen: »In der nächsten halben Stunde esse ich es nicht, und wenn ich es dann immer noch will, gönne ich es mir.« Allerdings bedeutet das Aufschieben nicht, einfach zu warten, die Zeit zu stoppen und den Augenblick herbeizusehnen, bis das begehrte Nahrungsmittel endlich gegessen werden kann. Vielmehr soll die halbe Stunde als Auszeit dienen. Man hat sich den Appetit eingestanden und vereinbart, in einer halben Stunde essen zu dürfen, wenn der Drang dann noch da ist. Anschließend nutzt man die »freie« halbe Stunde, um sich mit etwas Positivem abzulenken.

SO VERMEIDEN SIE DAS GROSSE FRESSEN AM BUFFET

Seit fünf Wochen nahm Christa an einem Kurs über gesundes Essverhalten teil, und es hatten sich bereits kleine Erfolge eingestellt. Sie hatte ein paar Kilo abgenommen und fühlte sich insgesamt wacher und vitaler. Der heutige Tag sollte der vorläufige Höhepunkt des sechswöchigen Ernährungsseminars sein. Dafür hatte sich die Seminarleiterin etwas Besonderes ausgedacht. Statt in den Räumen der Volkshochschule traf sich die Gruppe im Mephisto, einem angesagten Lokal in der Innenstadt, das für sein reichhaltiges Frühstücksbuffet bekannt war.

Erwartungsvoll stand die Gruppe vor den Köstlichkeiten. Und auch Christa freute sich darauf, sich heute mal etwas zu gönnen. Denn so hieß es doch in dem Kurs: Ab und zu sind Ausnahmen erlaubt. Während Christa noch in ihrer Vorfreude schwelgte, ergriff die Kursleiterin das Wort.

»Wir schauen uns jetzt in Ruhe an, was es gibt, und dann geht jeder los und wählt drei Portionen seiner Lieblingsspeisen.«

Nur drei? Hatte Christa richtig gehört? In der Gruppe wurde es unruhig, und Hannes, der einzige Mann im Kurs, der nur teilnahm, weil seine schlanke Frau Annegret ihn dazu genötigt hatte, rief mit unverhohlenem Ärger: »Ich hab doch nicht teures Geld ausgegeben, um nur drei Sachen zu essen!«

»Hannes!« Annegret stieß ihn in einem Anflug von Fremdschämen an und erntete von allen Seiten böse Blicke. Auch die anderen Teilnehmer mischten sich nun ein. »Och, ich hatte mich so gefreut, nur eine Ausnahme!«, rief Carla. »So viele schöne Sachen, wie schade«, bedauerte Gaby. »Verschwendung!« und »Ich hatte mich schon die ganze Woche darauf gefreut«, kam es von anderer Seite. Und Christa murmelte: »Ich habe doch extra vorgehungert.«

Schließlich unterbrach die Kursleiterin das Lamentieren.

»Sie sind jetzt schon einige Wochen im Kurs. Haben Sie wirklich geglaubt, dass wir uns hier für eine Fressorgie verabredet haben?« Bevor Hannes noch etwas erwidern konnte, erläuterte die Kurleiterin den eigentlichen Zweck des Buffetbesuchs.

Das Buffet stellt eine besondere Herausforderung dar, selbst für Menschen, die in der Regel kein Ess- oder Appetitproblem haben. Es löst eine ganze Reihe von Gefühlen aus, die wir oft gar nicht bewusst wahrnehmen, die sich aber im Verhalten zeigen. Schon lange, bevor das Buffet eröffnet wird, bildet sich eine Schlange. Jeder will zuerst dran sein, damit er noch etwas abbekommt. Die Anspannung ist zum Greifen nah, und die Leute, die am Ende der Schlange stehen, werden zunehmend ungeduldig. Leute, die sich zu langsam den Teller füllen, werden angeblafft, sie sollten sich beeilen. Wenn ihnen nicht gar der Löffel aus der Hand gerissen wird. Einige versuchen, sich vorzudrängeln. Die aufgehäuften Portionen sind nicht mundgerecht. Vielmehr quellen die Teller über. Und manche nehmen gleich zwei Teller.

Wenn man zum Buffetessen geht, könnte man meinen, man befinde sich in einer Nahkampfsituation. Buffet bedeutet Stress! Manch einer rühmt sich mit seiner Taktik. Und kaum, dass man mit seiner Beute am Tisch sitzt, wird man schon wieder unruhig, weil man befürchtet, eine der besonders leckeren Speisen könnte aus sein, bevor man zum zweiten Gang aufbricht. Es herrscht eine totale Unruhe. Für Gespräche ist kaum Zeit. Es ist ein ständiges Kommen und Gehen. Kaum sitzt der eine, zieht der Nebenmann schon wieder los. »Ach, und was hat die denn auf dem Teller? Das habe ich ja noch gar nicht gesehen. Das muss ich haben. Schnell aufessen und los, bevor es weg ist.« Die häufigsten Gedanken und Gefühle, die in der Buffetsituation auftreten, haben mit Futterneid zu tun.

Seit Jahren treffe ich mich regelmäßig mit Freunden zum Kochabend. Wir sind meist so um die sechs bis acht Personen, und da jeder ein Gericht oder eine Beilage kocht, hat es sich eingespielt, als Grundlage für die Menge ein Rezept für vier Personen zu kochen. Bisher wurden wir aufgrund der vielen Gänge immer satt, und ab und zu blieben noch Reste. Neulich entstand eine spannende Situation: Roland häufte sich eine bedenkliche Menge Gnocchi auf seinen Teller, streng beäugt von Sonja und Greta, die noch nichts hatten. Der Inhalt des Topfes leerte sich, und schließlich platzte es aus Greta heraus: »Kennt Ihr das eigentlich auch? Futterneid!« Roland zuckte zusammen, hielt betreten inne und ließ einen Teil seiner Portion wieder in den Topf zurückgleiten.

Es entspann sich eine interessante Diskussion. Greta und Tom konnten ihren Futterneid auf ihre Kindheit verorten, als sie mit mehreren Geschwistern regelmäßig um die besten Stücke kämpfen mussten. Umso erstaunter waren sie, dass auch Anne, die Einzelkind war, Futterneid kannte. Zwar hatte Anne zu Hause das Privileg, mit niemandem um ihr Essen konkurrieren zu müssen. Doch auch Anne hatte Cousinen und Freunde, mit denen sie zusammen aß. Sie kannte die Konkurrenzsituation bei Kindergeburtstagen, Familienfeiern und Jugendfreizeiten.

Der Begriff Futterneid stammt ursprünglich aus der Verhaltensbeobachtung bei Tieren. Er ist Ausdruck des Konkurrenzverhaltens, wie wir es zum Beispiel bei unseren Haustieren beobachten können. Wenn ich meinen beiden Katzen eine Schüssel mit Trockenfutter hinstelle, das sie nur ab und zu bekommen, stürzt sich die kleine Percy sofort darauf. Doch es nützt ihr nichts. Der große Cooper stupst sie einfach mit seinem dicken Kopf weg und frisst so lange, bis er genug hat. Für Percy bleiben dann nur noch die Reste.

Die Buffetsituation ist hervorragend dazu geeignet, um zu beobachten, wie sich andere aus Futterneid verhalten. Das Gedränge, die Hektik, die aggressive Stimmung und die übervollen Teller sprechen Bände. Doch warum verhalten wir uns so?

Hinter dem Futterneid steckt die Angst, zu kurz zu kommen. Im Tierreich, wo Nahrung knapp ist, ist das Konkurrenzverhalten zur Sicherung des eigenen Überlebens und gegebenenfalls des Nachwuchses lebensnotwendig. Und auch zu früheren Zeiten, als der Sonntagsbraten auf sieben Personen aufgeteilt werden musste, war der Anteil, den man bekam, eher übersichtlich, vor allem wenn man das jüngste Kind und ein Mädchen war. Diese Mechanismen scheinen bis heute in unserem Unbewussten zu überdauern.

Doch wenn man sich heute zum Frühstücksbuffet verabredet, ist der Futterneid unbegründet. Anders als früher, als tatsächlich nicht mehr nachgelegt wurde, wenn etwas aufgegessen war, und am Ende nur noch leere Platten übrig blieben, ist es heute üblich, dass beim Buffet Fehlendes umgehend wieder ersetzt wird. Man geht also kein Risiko ein, wenn man sich nicht gleich den Teller vollhäuft.

Futterneid beschränkt sich nicht nur darauf, womöglich weniger zu bekommen als der andere, und somit zu kurz zu kommen. Wir sind auch neidisch auf die anderen, vor allem die Schlanken, die wir dabei beobachten, wie sie sich scheinbar ohne nachzudenken die Dinge aufladen, auf die wir gerade Lust haben. Und dann fragen sich alle: »Wieso ist die so schlank, obwohl die so viel isst?« Nun, wenn sie immer so viel essen würde, sähe sie sicherlich anders aus. Sie ist schlank, weil sie normalerweise achtsam und ausgewogen isst. An Buffettagen macht sie eine Ausnahme, die aber nicht ins Gewicht fällt, weil solche Tage selten sind.

Die Kurslehrerin aus meinem Eingangsbeispiel war sich dieser Mechanismen natürlich bewusst und hat die Teilnehmer aus gutem Grund zum Buffet bestellt. Denn im Rahmen dieser Exposition bekamen die Teilnehmer die Gelegenheit, etwas Grundlegendes über sich und ihr Essverhalten zu lernen.

Bevor die Situation weiter eskalieren konnte, führte die Kursleiterin die Gruppe an den Tisch zurück und forderte alle Teilnehmer dazu auf, nacheinander ihre Gedanken und Befürchtungen zu äußern, zuzuhören und nicht zu werten.

Hannes ergriff als Erstes das Wort. Er argumentierte mit der Kosten-Nutzen-Relation. Wenn er 15 Euro investiere, aber nur für 6 Euro esse, sei das eindeutig ein Verlustgeschäft. Zustimmendes Murmeln von allen Seiten.

Christa fühlte sich um ihre Belohnung betrogen. Hatte sie sich in der letzten Zeit doch so vorbildlich an die Ratschläge der Ernährungsberaterin gehalten und sogar extra vorgehungert, um heute mal fünfe gerade sein zu lassen und richtig zu schlemmen.

Und Gaby äußerte die Befürchtung, sie könne etwas verpassen. Von der ganzen Vielfalt nur drei Portionen auszuwählen, bedeutete so viele ungenutzte Gelegenheiten. Was, wenn eine der drei Portionen doch nicht so toll wäre. Und sie dann den Nachtisch, den sie sich verkniffen hatte, nun auch noch verpassen würde?

Es entspann sich eine angeregte Diskussion, bei der einige Annahmen entkräftet werden konnten. Ein All-you-can-eat-Buffet löst den Gedanken aus, man sei geradezu verpflichtet, alles zu nehmen, was man kriegen kann. Selbst Leute, denen das Geld sonst locker in der Tasche sitzt, werden plötzlich zu Geizhälsen.

Dennoch geht das Konzept des Buffets für den Wirt auf. Sonst würde er es wohl auch kaum anbieten. Kaum einer kann so viel essen, dass er das investierte Geld restlos verfrisst. Und selbst wenn sich jemand bis zum Anschlag vollhaut, wird er auf jeden Fall durstig und das eine oder andere Getränk mehr bestellen. Und um das Völlegefühl zu mindern, darf es dann auch noch ein Schnaps sein.

Uns spukt der Gedanke der Verschwendung im Kopf herum. Doch was verschwenden wir? Das Geld, das wir quasi als Eintrittspreis für das Buffet ausgegeben haben, ist so oder so weg. Wir haben bezahlt und wir stehen nun vor der Entscheidung, möglichst viel in uns hinein zu schaufeln oder achtsam zu essen. Doch egal, wie viel wir essen: Wir haben den Genuss auf der Habenseite, unser Verdauungssystem zieht die Nährstoffe heraus, und am Ende landen die Reste in der Kanalisation. Und wenn wir zu viel essen, werden die Fettzellen an Bauch und Hüften gefüllt. Wenn wir also meinen, es sei Verschwendung, wenn wir uns nicht restlos vollfressen, besteht die Verschwendung einzig darin, dass unsere Hüften nicht wachsen. Doch die Investition in die Hüften ist nun nicht gerade das, was wir uns vom Essen erhoffen. Wir erhoffen uns doch viel mehr Genuss und die Freude an Besonderheiten.

Auch die Befürchtung, etwas zu verpassen, hält der Realitätskontrolle nicht stand. Was verpassen wir denn, wenn wir nicht alles probieren? Letztendlich ist ein Frühstücksbuffet heutzutage nicht mehr so etwas Besonderes wie früher. Im Prinzip ist es immer gleich aufgebaut. Es gibt eine Fischabteilung, Fleisch, Wurst und Eier in verschiedenen Zubereitungsarten, mehrere Sorten Brot und Brötchen, Käse und Süßes. Dazu meist verschiedene Sorten Müsli, frisches Obst und Joghurt. Alles Nahrungsmittel, die verfügbar sind und die wir bei Bedarf täglich zu uns nehmen können.

Wir verpassen also nichts, wenn wir uns für die Brötchen entscheiden und das Müsli liegen lassen. Nun ja, man isst vielleicht nicht jeden Tag Rührei mit Speck zum Frühstück, weil die Zubereitung Zeit braucht, die wir am Morgen nicht haben. Und auch Lachs ist eher selten. Aber grundsätzlich ist alles jederzeit verfügbar, wenn wir Lust darauf haben.

Apropos Lachs: Ein typisches Buffetphänomen ist der Hype um den Lachs. In meiner Kindheit war Lachs noch eine teure Delikatesse. Er wurde nur aufgetischt, wenn eine wirklich große Familienfeier stattfand, zum Beispiel eine Hochzeit oder eine Konfirmation. Der Lachs war gewissermaßen das Highlight des Familienbuffets. Doch diese Zeiten sind lange vorbei. Verpassen wir wirklich etwas, wenn wir uns nicht auf den Lachs stürzen? Mittlerweile können wir ihn jederzeit im Discounter bekommen, er wird in Massen in fragwürdigen Zuchtfarmen fabriziert, und er kostet kaum mehr als ein Putenschnitzel aus einem Mastbetrieb. Wenn wir keinen Appetit auf Lachs haben, verpassen wir nichts. Trotzdem löst der freiwillige Verzicht auf Lachs beim Buffet immer noch Erstaunen aus. Als ich neulich auf einer Feier war, konnte ich wieder beobachten, wie sich alle auf den Lachs stürzten, nur ich nicht. »Isst du keinen Lachs?«, wurde ich von mehreren Leuten angesprochen, als wenn ich irgendwie krank wäre oder vielleicht eine bedauerliche Lachsallergie entwickelt hätte. Meine Antwort, ich hätte gerade keinen Appetit auf Lachs, es gäbe ja auch noch so viele andere leckere Sachen, löste ungläubiges Erstaunen und Kopfschütteln aus. Offensichtlich befanden sich alle gedanklich wieder am Familienbuffet vor über 30 Jahren.

Nachdem nun alle Gedanken über das Buffet ausgetauscht waren, konnten sich die Teilnehmer des Ernährungskurses etwas entspannter auf den Weg zum Buffet machen. Christa hatte genau in sich hineingehört. Worauf hatte sie Appetit? Kurz flackerte der Gedanke an das Fischbuffet auf. Fisch hatte sie doch so selten. Aber eigentlich stand ihr mehr der Sinn nach Süßem. Die Pancakes mit Ahornsirup waren wirklich verlockend. Und die hatte sie nun wirklich nicht oft. Dazu Obst, und zum Abschluss etwas von dem französischen Weichkäse.

Nachdem alle Teilnehmer aufgegessen hatten, ohne die sonst übliche Hektik und mit angeregten Gesprächen, hatte die Kursleiterin noch eine Überraschung. »Wenn Sie noch Platz im Magen haben und es jetzt noch eine Sache gibt, die Sie am liebsten essen würden, weil Sie sonst wirklich das Gefühl haben, Sie würden etwas verpassen, dann gehen Sie jetzt noch mal los und holen sich genau diese eine Sache.«

WAS SIE TUN KÖNNEN, WENN SIE ZUM BUFFET EINGELADEN SIND

- Verschaffen Sie sich zunächst einen Überblick, was es gibt. Ist etwas dabei, was Sie nur sehr selten bekommen, weil es schwierig zu beschaffen oder sehr aufwändig zuzubereiten ist?
- Bevor Sie losgehen, fragen Sie sich, worauf Sie Appetit haben. Eher süß oder herzhaft, warm oder kalt, knusprig oder weich?
- Wenn Sie Ihren Appetit befragt haben, gehen Sie los und nehmen sich drei Portionen. Bedenken Sie, dass Sie etwas wählen, worauf Sie wirklich Appetit haben und was Sie schmerzlich vermissen würden, wenn Sie es nicht essen. Verzichten Sie auf vermeintliche Delikatessen, wenn Sie keinen Appetit darauf haben.
- Vielleicht können Sie sich mit Ihren Tischnachbarn einigen, dass Sie erst essen, wenn alle am Tisch sind, damit etwas mehr Ruhe einkehrt und Sie die Speisen und die Gespräche besser genießen können.
- Sie sind nicht verpflichtet, etwas aufzuessen, was Sie nicht mögen. Manchmal wählen wir eine Speise, die lecker aussieht, und dann schmeckt sie uns nicht. Anstatt sie nun trotzdem aufzuessen und dafür etwas anderes zu verpassen, lassen Sie sie liegen und wählen Sie dafür etwas anderes. Wenn Sie nicht wissen, wie eine ungewohnte Speise schmeckt, können Sie auch erst mal nur einen kleinen Probierhappen nehmen. Wenn es Ihnen schmeckt, nehmen Sie anschließend mehr.
- Wenn Sie fertig sind und noch nicht ganz satt sind oder doch gerne noch etwas probieren möchten, dann gehen Sie noch mal los und nehmen sich ein bis zwei kleine Portionen zum krönenden Abschluss. Oft stellt sich nach etwas Herzhaftem Appetit auf etwas Süßes ein. Oder auch umgekehrt, nach dem Süßen bleibt der Appetit auf Käse zum Abschluss. Das ist vollkommen in Ordnung.

TUN SIE SO, ALS HÄTTEN SIE BEREITS IHR WUNSCHGEWICHT

Svenja und Inga waren schon seit Jahren befreundet, als es endlich mit einem gemeinsamen Urlaub in Kroatien klappte. Sie hatten einen Cluburlaub gebucht, all inclusive. »Da lassen wir es mal richtig krachen!«, kündigte Inga am Anfang der Reise an, und Svenja stimmte freudig zu. Sie aß gerne, was man ihr zu ihrem Leidwesen auch ansah, während Inga trotz ihrer Behauptung, sie könne alles essen, sehr schlank war. Am Ende des gemeinsamen Urlaubs bekam Svenja eine gewisse Ahnung, woran es liegen könnte, dass sie im Gegensatz zu Inga ständig mit ihren Pfunden kämpfen musste. Tatsächlich aß Inga alles, was sie wollte. Doch es gab kleine, aber bedeutsame Unterschiede. Zum Beispiel an der Eisdiele. Während Svenja noch überlegte, welche vier Sorten sie nehmen sollte, hatte Inga bereits einen Becher mit zwei Kugeln in der Hand. Beide aßen morgens gerne Brötchen mit Schokoladencreme. Doch während Svenja ihr Brötchen daumendick bestrich, war Ingas Brötchen nur von einer hauchdünnen Schokoladenschicht bedeckt. Ähnlich verhielt es sich mit Marmelade und Käse. Bei den abendlichen Cocktails wählte Inga die fruchtigen Sorten, während Svenja die Sahnedrinks bevorzugte. Und als Svenja auf den Fahrstuhl wartete, um in die erste Etage zu gelangen, nahm Inga die Treppen. Überhaupt war Inga sehr viel in Bewegung. Sie besuchte eifrig die Sportkurse, während Svenja abgesehen von der morgendlichen Wassergymnastik die meiste Zeit liegend am Pool verbrachte. Am Ende des Urlaubs hatte Svenja allerdings anders als sonst nicht drei, sondern nur ein knappes Kilogramm zugenommen. Unbewusst hatte sie sich an Inga angepasst und sich insgesamt mehr bewegt und kleinere Portionen gegessen.

Es ist ein bekanntes Phänomen, dass wir uns beim gemeinsamen Essen an unseren Freunden oder Partnern orientieren. Sind wir unter Menschen, die dicker als wir selbst sind, essen wir unbewusst mehr, als würde uns unsere innere Stimme zuflüstern: »Ach, so schlimm ist das bei dir doch gar nicht, iss ruhig weiter.« Sind wir hingegen mit Menschen zusammen, die schlanker sind als wir, essen wir auch weniger, als würde uns unser Gewissen ermahnen, uns zu mäßigen. Interessanterweise ist uns das oft gar nicht bewusst. Wenn Sie abnehmen möchten, empfiehlt es sich daher, beim Essen die Gesellschaft von Schlanken zu suchen.

Wohl jeder hat eine beste Freundin oder einen Freund im Bekanntenkreis, die natürlich schlank sind. Wenn wir sie am Buffet treffen, essen sie, wonach ihnen gelüstet, ohne auf den Kaloriengehalt zu achten. Doch wenn wir sie im Alltag beobachten, offenbaren sich wichtige Unterschiede. Natürlich schlanke Menschen essen anders. Sie essen in der Regel weniger zwischendurch, naschen manchmal tagelang keine Süßigkeiten, um dann an einem anderen Tag eine ganze Tafel Schokolade mit Genuss zu verdrücken. Und das ohne schlechtes Gewissen. Sie vergessen schon mal eine Mahlzeit, weil sie so mit anderem beschäftigt sind, und ihre Portionen sind maßvoll. Dabei essen sie wirklich gerne, aber es gibt eben auch andere wichtige Dinge im Leben. Wenn wir abnehmen wollen, können wir von solchen Freunden profitieren, indem wir sie uns zum Vorbild nehmen. An ihnen können wir ein maßvolles Essverhalten lernen.

Der amerikanische Begründer der Psychologie als Wissenschaft, William James, setzte sich intensiv mit der Frage des freien Willens und des Sinn des Lebens auseinander.[127] Bereits damals wurde die Jahrtausende alte Frage, ob es einen freien Willen gibt, kontrovers diskutiert. Diese Frage ist bis heute noch nicht endgültig entschieden. William James erkannte, dass dieses Dilemma zu nichts führt und im Gegenteil zur Resignation beitragen kann, wenn alles vorherbestimmt ist und man selbst nichts dagegen tun kann. Als Ausweg entwickelte er das »Als-ob-Prinzip«. Es lebt sich glücklicher und zufriedener, wenn man so tut, als ob es einen freien Willen und einen Sinn des Lebens gibt. Dieses Als-ob-Prinzip lässt sich auf alle Lebensbereiche übertragen.

Das Als-ob-Prinzip kommt auch außerhalb der Psychotherapie beim Coaching zum Einsatz. Die Grundidee lautet: »Die Person, die ich werden will, ist bereits in mir.« Sie müssen sie nur hervorlocken. In Ihnen steckt eine schlanke Person. Es funktioniert sogar, wenn wir eine fremde Person verkörpern möchten. Schauspieler versetzen sich beim Einstudieren ihrer Rolle in die Person, die sie spielen wollen. Je mehr es ihnen gelingt, eins mit der Rolle zu werden, desto überzeugender wirkt die Darbietung auf der Bühne.

Das Als-ob-Prinzip ist Hochstapelei im besten Sinne. Ein echter Hochstapler kann so überzeugend sein, dass ein Postbote jahrelang als falscher Arzt tätig sein kann, ohne enttarnt zu werden. Allerdings soll dies keine Aufforderung zu kriminellen Handlungen sein. Manchmal kann es auch Streit schlichten, zum Beispiel in Lessings Ringparabel bei »Nathan der Weise«.[128] Ein Vater besaß einen Ring mit besonderen Kräften, den er an seine Söhne vererben wollte. Nun hatte er aber drei Söhne, und keiner sollte sich benachteiligt fühlen. Also ließ er zwei Duplikate anfertigen, und jeder Sohn erhielt einen Ring. Die Söhne indes gerieten über die Frage in Streit, wer denn nun den »richtigen« Ring besitze. Ein weiser Richter riet schließlich jedem der Söhne: »Tue einfach so, als ob du den richtigen Ring hast.«

Die Komödie »Fack ju Göhte« veranschaulichte auf humorvolle Weise, dass das Als-ob-Prinzip auch die Fremdwahrnehmung beeinflusst. Ein Ganove wird zum beliebten Lehrer, und die auf einmal hochbegabte Chantal bekommt ein ganz neues Selbstbewusstsein und wird plötzlich kreativ.[129]

In der modernen Verhaltenstherapie gibt es verschiedene Richtungen, die im Ergebnis auf dasselbe hinauslaufen. Menschen in seelischen Krisen sind häufig überzeugt, sie seien handlungsunfähig, da ihre Gefühlszustände, zum Beispiel Ängste oder Depressionen, sie am Handeln hindern. Im Rahmen der Psychotherapie lernen sie, dass sie durch eine Veränderung des Denkens und des Handelns die Emotionen positiv beeinflussen können. Sie handeln so, als wenn die Depression nicht da wäre, indem sie zum Beispiel morgens aufstehen und einer angenehmen Aktivität nachgehen, wie sie es als Gesunde auch tun würden. Und auch das Denken beeinflusst unsere Emotionen und unser Handeln. Wenn Sie sich fett fühlen, handeln Sie wie jemand, der stark übergewichtig ist. Sie vermeiden Bewegung, da Sie sie als zu anstrengend empfinden, Sie essen ungesund, oft aus einer resignativen Haltung heraus und suchen die Schuld im Außen – weil die Arbeit stresst, der Chef gemein war oder die beste Freundin ein Treffen abgesagt hat. Wie anders sähe Ihr Leben aus, wenn Sie schlank wären?

Vor einer Diät tauchen gedanklich häufig diffuse Szenarien auf. »Wenn ich erst mal schlank bin, dann ziehe ich das rote Kleid an, mache endlich den Surfkurs, bin der Mittelpunkt jeder Party und treffe viele tolle Leute.« Warum eigentlich erst dann? Warum nicht jetzt damit beginnen? Indem Sie so tun, als ob. Als ob Sie bereits schlank wären. Wenn das hautenge rote Kleid nicht passt, hindert Sie dennoch nichts daran, sich schön anzuziehen. Es gibt Läden für Übergrößen, die tolle Kleidung in schönen Farben und vorteilhaften Schnitten anbieten. Wenn Sie so tun, als ob sie schlank wären, geht es ihnen automatisch besser. Und dann haben Sie mehr Ausstrahlung. Es wird Ihnen leichter fallen, mit Leuten ins Gespräch zu kommen, wenn Sie den Gedanken, Sie seien zu fett, beiseiteschieben und so denken und sich verhalten, als wenn Sie schlank wären. Und was spricht dagegen, trotzdem in den Sportkurs zu gehen? Meist sind es Ängste, Sie könnten als Übergewichtige unangenehm auffallen. Sie quälen sich mit Gedanken, die anderen könnten Sie mit abwertenden Kommentaren kränken. Die Realität sieht meist anders aus. Wenn Sie in einem Aerobic-Kurs eine Choreographie einstudieren wollen, geht es Ihnen wie allen anderen Kursteilnehmern auch. Sie konzentrieren sich ganz auf die Übungen und beobachten einzig die Kursleiterin. Was die anderen machen, kriegen Sie gar nicht mit. Es ist also völlig egal, was Sie wiegen; es spielt keine Rolle.

Wenn Sie sich mit dem Gedanken anfreunden, so zu tun, als ob Sie schlank wären, können Sie von Ihrer natürlich schlanken Freundin profitieren. Wichtig ist, dass unser Vorbild tatsächlich aus sich heraus schlank ist und nicht an einer Essstörung leidet, denn Selbstkasteiung oder das Herbeiführen von Hungerzuständen ist nicht zielführend sondern löst im Gegenteil Stress und damit Heißhunger aus.

Beobachten Sie Ihre schlanke Freundin im Alltag und beim Essen und überprüfen Sie für sich, welche Verhaltensweisen für Sie hilfreich sein könnten. Anschließend probieren Sie sie aus. Wie verhält sich die Person, wie denkt sie über das Essen, über das Leben, über Bewegung, über sich selbst? Sie können die Freundin in bestimmten Situationen auch um Rat fragen. Aber verfallen Sie nicht in einen Kontrollzwang und bedrängen Sie sie nicht, denn niemand fühlt sich gerne beim Essen beobachtet. Übernehmen Sie hilfreiche Verhaltensstrategien, aber werden Sie nicht zu einer Kopie ihrer Freundin. Nicht alles, was Sie an anderen beobachten, ist auch für Sie hilfreich. Und Ihre schlanke Freundin ist schlank, obwohl auch sie nicht immer vorbildlich isst.

Wenn Sie dann einmal ins Restaurant gehen und kurz davor sind, die Pizza mit extra Käse zu bestellen, können Sie kurz innehalten und sich fragen, was Ihre schlanke Freundin wählen würde. Möglicherweise würde sie auch die Pizza nehmen, aber nach zwei Dritteln mit dem Essen aufhören, weil sie satt ist. Oder sie würde sich die Pizza mit jemandem teilen und dafür noch einen Salat bestellen.

Wenn Sie vor dem Aufzug stehen, überlegen Sie kurz: »Wie würde mein schlankes Ich handeln?«

Wenn Sie zum Geburtstagskaffee eingeladen sind, was würde Ihr schlankes Ich essen? Drei große Stücke Torte? Oder nur ein Stück, und von den anderen beiden ein kleines bisschen probieren?

Wie Sie sich fühlen, zeigt sich auch in Ihrer Körpersprache und Haltung. Wenn Sie sich dick fühlen, haben Sie möglicherweise einen schleppenden Gang und eine gebeugte Körperhaltung. Ihr schlankes Ich bewegt sich flüssiger, aufrechter und geschmeidiger.

Lassen Sie sich nicht beirren, wenn andere Sie animieren wollen, wie früher zu essen oder Sie damit aufziehen, dass sie sich jetzt mehr bewegen. Dahinter steckt oft Unsicherheit und Neid. Handeln Sie hier entgegengesetzt. Lassen Sie sich nicht auf einen Streit ein und geben nicht klein bei, sondern halten Sie selbstbewusst an Ihrem Ziel fest, seien Sie trotzdem freundlich zu der Person und wechseln Sie gegebenenfalls das Thema.

Feiern Sie Ihre Etappenziele und belohnen Sie sich mit einer schlanken Aktion, zum Beispiel den Besuch eines Freibades oder den Kauf eines schönen Kleidungsstückes. Und nehmen Sie Rückschläge sportlich. Auch Schlanke schlagen mal über die Stränge. Wichtig ist, dass eine Ausnahme eine Ausnahme bleibt. Rückschläge können passieren. Und manchmal gibt es Situationen, da wollen Sie einfach mal hemmungslos schlemmen. Aber nehmen Sie die Ausnahme nicht als Freifahrtschein. Wiegen Sie sich nicht in der Illusion, weil Sie nach der Feier neulich nicht zugenommen haben, können Sie das nun jede Woche wiederholen. Aus einem Tag wird schnell ein ganzes Wochenende – das irgendwann schon am Donnerstag beginnt und erst am Montagabend endet. Und dann sind Sie wieder im alten Trott.

Wie bei der radikalen Akzeptanz geht es auch darum, sich nicht selbst zu verleugnen. Wenn Sie sich entscheiden, so zu tun, als ob Sie schlank wären, unterlassen sie es, sich selbst herabzuwürdigen, indem Sie sich als Hochstaplerin oder fette Kuh fertigmachen.

Als Maria vor Jahren mit dem Rauchen aufhören wollte, half ihr beim Auftreten von Entzugserscheinungen ein Trick. Sie erinnerte sich an die Zeit, in der sie noch nicht geraucht hatte. Als Kind hatte sie ihre Nachmittage nach der Schule mit Freunden und im Sportverein verbracht. Die Tage waren erfüllt, sie fühlte sich meist wohl und hatte keinerlei Bedürfnis, eine Zigarette zu rauchen. Sie hatte nichts vermisst. Diesen Zustand wollte Maria wieder erreichen. Und so tat sie gedanklich so, als ob sie noch nie geraucht hätte, und erinnerte sich daran, wie gut es ihr früher ging.

Auch das Erinnern an frühere schlanke Zeiten kann hilfreich sein, wenn sie das Als-ob-Prinzip anwenden. Wenn Sie ein schlankes Kind waren, womöglich sogar untergewichtig, erinnern Sie sich. Wie sah Ihr Tag aus? Gab es regelmäßige Mahlzeiten in der Familie, wurde täglich gekocht? Wie verliefen Ihre Nachmittage? Bei welchen Gelegenheiten haben Sie genascht? Und was haben Sie getan, wenn Sie nicht genascht haben? Welche Spiele haben Sie gerne gespielt? Waren Sie viel draußen? Oder haben Sie ganze Nachmittage lesend auf der Couch verbracht? Und haben Sie dabei die ganze Zeit gegessen? Oder beim Lesen oder Spiel die Zeit vergessen und gar nicht gemerkt, wenn Sie hungrig waren? Vielleicht waren Sie als Kind in einem Sportverein. Wie war das? Haben Sie sich als Kind viel bewegt? Oder wurden sie überall mit dem Auto hingefahren und fühlen sich heute noch als Radfahrerin oder Fußgängerin unsicher, weil sie nicht lernen durften, sich selbständig im Straßenverkehr zu bewegen? Erinnern Sie sich vor allem an die angenehmen Aktivitäten in Ihrer Kindheit, bei denen Sie kein Bedürfnis zu essen hatten. Und bauen Sie die hilfreichen Rituale wie das gemeinsame Abendessen in der Familie oder eine feste Mahlzeitenstruktur in Ihr schlankes Leben ein.

ESSEN SIE MIT DEN GEZEITEN

Es gibt körperliche Gegebenheiten, denen wir nicht entkommen können. Alle Menschen müssen durch die Pubertät, die einen wichtigen Meilenstein zur Entwicklung einer reifen erwachsenen Persönlichkeit darstellt. Und sofern wir nicht durch Unfälle oder Krankheiten vorzeitig dahingerafft werden, erfahren wir alle irgendwann die Veränderungen des Alterns. Als Frau durchlaufen wir wieder und wieder die Menstruation, bis die Wechseljahre den Spuk beenden und ihrerseits für Veränderungen sorgen. Diese biologischen Gegebenheiten können wir nicht ändern. Aber wir sind ihnen nicht hilflos ausgeliefert, wir können mit ihnen leben. Wir können quasi im Einklang mit den Gezeiten leben.

NUTZEN SIE IHREN MENSTRUATIONS-ZYKLUS FÜR SICH

»Frauen brauchen Schokolade.« So lautete der Titel des 1995 von Debra Waterhouse veröffentlichten Ratgebers, der schnell zum Bestseller avancierte und zumindest bei der weiblichen Hälfte der Bevölkerung für Diskussionen sorgte, sprach er doch an, was wir eh alle schon wussten, jetzt aber wissenschaftlich bestätigt bekamen.[130]

In dem Ratgeber ging es nicht nur um die segensreichen Inhaltsstoffe der Schokolade, sondern um die Besonderheiten des weiblichen Zyklus und die kulinarischen Gelüste kurz vor Einsetzen der Periode.

Wie im Kapitel zum Thema Hormone ausführlich beschrieben, haben die Geschlechtshormone Einfluss auf den Appetit. Besonders in den Tagen vor der Menstruation verspüren die meisten Frauen mehr Appetit auf Süßes und Fettiges, der sich bis zum Heißhunger steigern kann. Die Stimmung ist oft am Boden, und sich jetzt die Schokolade zu verbieten, macht es nicht gerade besser. Die Selbstkasteiung verursacht zusätzlichen Stress, der den hormonell bedingten niedrigen Serotoninspiegel weiter in den Keller treibt. Sich in Maßen Schokolade zu gönnen, wirkt manchmal wahre Wunder. Denn Schokolade kann leichte Stimmungstiefs kurz vor der Menstruation lindern. Vor allem der darin enthaltene Zucker bewirkt über die Insulinausschüttung eine Erhöhung des Tryptophanspiegels im Gehirn, den Stoff, aus dem das stimmungsstabilisierende Glückshormon Serotonin hergestellt wird. Und auch die in der Schokolade enthaltenen Fette wirken sich positiv auf die Tryptophanbildung aus.

Dies bedeutet jedoch keinen Freifahrtschein für hemmungslose Schokoladenorgien. Im Zustand der Fressnarkose sinkt die Stimmung, und der Blick auf die Waage verursacht weiteren Frust.

Hilfreich ist es jedoch, zunächst die Tatsache anzuerkennen, dass es zyklusbedingte Schwankungen der Stimmung und des Appetits gibt. Anstelle von Selbstkasteiung oder hemmungsloser Fresserei liegt der gesunde Mittelweg darin, uns die Erlaubnis zu geben, uns Schokolade, Chips oder welches Nahrungsmittel uns an den Tagen vor den Tagen gelüstet, in Maßen zu gönnen. Um einen Kontrollverlust zu vermeiden, empfiehlt es sich, sich eine begrenzte Portion bereit zu legen und den Rest außer Sichtweite zu lagern. Wichtig ist, das Nahrungsmittel ohne Ablenkung zu genießen, denn vor allem das bewusste Genießen wirkt viel stärker auf das Belohnungssystem als das achtlose Essen beim Lesen oder Fernsehen. Wenn wir bewusst genießen, brauchen wir meist viel weniger als beim achtlosen Essen nebenbei. Wenn Sie dunkle Schokolade mögen, wählen Sie die, denn man isst meist weniger davon. Für wen dunkle Schokolade ungewohnt ist, empfiehlt sich der Besuch in einer Chocolaterie. Hier berät man Sie in der Regel gerne, und Sie dürfen verschiedene Schokoladensorten ausprobieren. Allein der Besuch einer Chocolaterie hebt die Laune erheblich. Es gibt bei dunkler Schokolade nämlich erhebliche Unterschiede. Mir schmecken viele Sorten nicht, da sie eine leicht säuerliche Note im Abgang haben. Beim Besuch einer Chocolaterie erfuhr ich, dass das an der Kakaosorte und am Anbaugebiet liegt. Ich mag hingegen milde dunkle Schokolade mit einer leicht vanilligen Note. Meine Lieblingsschokolade stammt aus der Karibik.

Sollten sie dennoch die ganze Tafel essen, verurteilen sie sich nicht dafür. Das löst nur Stress aus. Trösten Sie sich lieber damit, dass Sie die Schokolade genossen haben, und erfreuen Sie sich an dem Wohlgefühl. Und dann gehen Sie zur Tagesordnung über und beschäftigen sich mit etwas anderem.

Durch die Ernährung kann man die Symptome vor der Menstruation etwas abmildern. Hilfreich ist der Verzehr von kohlenhydratreichen Lebensmitteln wie Vollkornbrot, Haferflocken, Obst und Hülsenfrüchten. Auch ungesättigte Fettsäuren aus Nüssen, Kernen oder Oliven sorgen dafür, dass aus Tryptophan mehr Serotonin gebildet wird.

Zu guter Letzt noch ein Trost. Mit Einsetzen der Regel verschwindet der Heißhunger schlagartig. Viele Frauen berichten in den ersten Tagen der Regel sogar eher von einer leichten Appetitminderung. Im Wissen darum können Sie diese ersten Tage der Regel bewusst dafür nutzen, nun leichter zu essen, zum Beispiel mehr Gemüse, Salat und mageres Fleisch oder Fisch. Wenn Sie mit Ihren Gezeiten leben, gleichen sich die kleinen Ernährungssünden vor der Regel ohne Probleme aus.

SÜNDIGEN SIE SAISONAL UND ACHTSAM

Es ist die Ungerechtigkeit des Lebens, dass Männer hiervon unberührt sind. Doch Männer sind wie Frauen durch jahreszeitliche und klimatische Schwankungen gleichermaßen betroffen. Vor allem im Winter neigen wir zum Zunehmen, weil wir mehr Appetit auf Süßes und Deftiges haben und es viel mehr Gelegenheiten gibt, die Kaloriensünden zu verzehren. Und in Maßen ist das vollkommen in Ordnung. Auch schlanke Menschen, die kein Problem mit ihrem Appetit haben, nehmen im Winter etwas zu. Mit dem geänderten Appetit im Frühling gleicht sich das übers Jahr jedoch wieder aus.

An den diversen Weihnachtsfeiern und an den Feiertagen empfiehlt es sich, es wie beim Buffet zu halten. Grundsätzlich ist alles erlaubt. Und die Freude an den Ritualen in der Gemeinschaft sorgt für eine gute Stimmung. Aber muss man sich wirklich bis zum Anschlag vollfressen, oder fühlt es sich nicht viel besser an, wenn man satt, aber nicht vollgefressen aufhört? Wenn wir weiteressen, obwohl wir satt sind, verpassen wir uns allenfalls ein unangenehmes Völlegefühl. Und in der Tat ist der erste Bissen meist der beste. Denn hier wirkt noch das Überraschungsmoment, dass das Belohnungssystem aktiviert. Mit jedem weiteren Bissen nimmt das Belohnungsgefühl ab.

Manche Leckereien gibt es nur in der dunklen Jahreszeit, allein aus dem Grund, weil sie im Sommer schnell verderben würden. Ulli sehnt jedes Jahr die ersten Herbsttage herbei, wenn endlich wieder diese leckeren in Schnaps gebadeten, von dunkler Schokolade umhüllten Kirschen verkauft werden. Der erste Biss ist jedes Mal wie eine Offenbarung, und Ulli isst immer mindestens drei dieser Köstlichkeiten. Einmal hatte sie kurz nach Ostern noch eine Packung ergattert und sie für den Sommer gelagert. Doch nach vier Wochen kam die Ernüchterung. Die Praline war eingetrocknet und hatte nichts mehr von dem guten Geschmack im frischen Zustand. Seither genießt Ulli diese Pralinen nur noch im Winter.

Auch wenn es schwerfällt, sich nicht ständig von den Weihnachtsleckereien verführen zu lassen, kann man mit ein bisschen Selbstkontrolle gegensteuern. Ideal wäre es natürlich, den Verzehr von Plätzchen und Winterpralinen auf einen Tag am Wochenende zu beschränken, zum Beispiel auf das sonntägliche Kaffeetrinken in der Familie. Doch die wenigsten bringen so viel Selbstdisziplin auf. Im Alltag kann daher die Regel helfen: »Aller guten Dinge sind drei.« Wenn die Kollegen im Großraumbüro Teller mit selbstgebackenen Plätzchen aufstellen, kann man mit sich die Vereinbarung treffen, die Stückzahl zu begrenzen. Also nicht bei jedem Weg dran vorbei achtlos ein Plätzchen nehmen, sondern bewusst drei aussuchen und sie in Ruhe genießen. Am besten im Sitzen. Denn Essen im Vorbeigehen oder im Stehen ist für das Bewusstsein so, als hätte das Essen gar nicht stattgefunden. Am Ende erinnern wir uns nicht einmal daran, oder wir unterschätzen die Menge.

Wenn wir es als natürlichen Lauf der Dinge akzeptieren, dass wir im Winter etwas schwerer sind, nehmen wir Druck raus und können eher genießen, als wenn wir uns ständig zügeln. Daher ist es auch nicht sinnvoll, am 1. Januar mit einer Diät zu beginnen. Der 1. Januar steckt häufig voller Erwartungen und ist emotional hoch aufgeladen, bedeutet der 1. Januar doch in vielerlei Hinsicht einen Neuanfang. Gesetze ändern sich oft zum Jahresanfang, in einigen Bereichen steht eine Inventur an, Neuerungen müssen umgesetzt werden. Und dann noch die ganzen guten Vorsätze, die auch noch durchgehalten werden sollen. Das alles verursacht Stress. Hinzu kommt, dass die geselligen Feiertage vorbei sind und jetzt so etwas wie eine Ernüchterung eintritt. Und dann die Aussicht, dass noch zwei kalte, nasse und dunkle Monate vor einem liegen. Das kann aufs Gemüt schlagen – und verursacht Appetit.

Die Nahrungsmittelindustrie bringt bereits im Januar schon wieder die ersten Schokohasen und Ostereier in die Läden. Die Weihnachtszeit wird einfach bis Ostern verlängert, sie ändert nur ihre äußere Form. Es gibt also eine Menge Faktoren, die eine Diät ab dem 1. Januar stören. Außerdem wiegt man sich schnell in falscher Sicherheit, was Rückfälle wahrscheinlicher macht. Und so erreicht man bis zum Sommerurlaub doch nicht mehr das heiß ersehnte Wunschgewicht.

FASTEN SIE, WENN ANDERE AUCH FASTEN

Gut geeignet für den Start einer Diät ist das Ende der so genannten 5. Jahreszeit. Karnevalisten lassen es im Februar noch mal ordentlich krachen, bis am Aschermittwoch mit »Carne vale« die offizielle Fastenzeit beginnt. Mittlerweile nutzen auch viele Nichtchristen die sieben Wochen bis Ostern, um für eine begrenzte Zeit auf ungesunde Gewohnheiten zu verzichten. Der Vorteil ist, dass die sieben Wochen »ohne« gesellschaftlich akzeptiert sind und dass viele mitmachen. Wer einer Gemeinde angehört, kann sich in der Gemeinschaft gegenseitig unterstützen. Auch online gibt es mittlerweile viele Tipps und Anregungen für die Fastenzeit.

Wer in den Wochen vor Ostern nicht fasten möchte, für den sind die sieben Wochen zwischen Ostern und Pfingsten ideal für eine Ernährungsumstellung. Nun sind die kalorienlastigen Feierlichkeiten wirklich vorbei. Wenn das letzte Ei aus dem Nest gegessen ist und wir der Versuchung widerstanden haben, die preisreduzierten Ostersachen zu kaufen, steht einer Ernährungsanpassung nichts mehr im Weg. Die Tage sind jetzt endlich wieder heller, es wird wärmer, und der Appetit stellt sich auf Sommerzeit um, sodass der Verzicht auf Süßes und Deftiges viel leichter fällt. Und auch die Lust auf Bewegung steigt. Viele holen das Fahrrad aus dem Keller, unternehmen wieder mehr Spaziergänge oder holen die Laufschuhe hervor. Und nicht zuletzt steigt mit dem näher rückenden Sommerurlaub die Motivation zum Abnehmen. Bis zu den Sommerferien sind noch drei Monate Zeit, ein überschaubarer Zeitraum, in dem man gut 5 bis 10 Kilogramm verlieren kann.

SO WERDEN SIE EXPERTE IN BEZUG AUF IHRE ERNÄHRUNG

Wenn wir den Appetit zähmen möchten, können wir neben einer Verhaltensänderung an drei Stellschrauben drehen: Der Ernährung, der Bewegung und der Entspannung. Dies ist letztendlich die Basis für ein gutes Leben. Sind diese drei Säulen der Lebensführung im Lot, hat das nicht nur Auswirkungen auf unseren Appetit, sondern auch auf unsere Stimmung, unser Wohlbefinden und unsere Lebenszufriedenheit. Es lohnt sich also, sich nicht nur auf eine Säule zu konzentrieren, sondern auch die anderen im Blick zu behalten. Auch wenn dieses Buch keine Diät im klassischen Sinne darstellt, möchte ich noch ein paar Worte zu einer Ernährungsweise verlieren.

Die Ernährungsempfehlungen unterliegen einem ständigen Wandel, und es ist kaum noch möglich zu unterscheiden, was gut oder schlecht ist. Jahrelang wurden die Fette verteufelt und die Kohlenhydrate gehypt. In den 1960er-Jahren propagierten amerikanische Wissenschaftler, eine fettreiche Ernährung sei schädlich. Sie mache dick und fördere Herz-Kreislauf-Erkrankungen. Als wesentlicher Grund wurde der höhere Kaloriengehalt von Fett gegenüber Kohlenhydraten genannt. In den 1980er-Jahren war dann das Cholesterin der Bösewicht, der unsere Arterien verstopft und zu Herzinfarkten und Schlaganfällen führt. Anders als in Deutschland ist es in Amerika gang und gäbe, dass die Industrie wissenschaftliche Studien finanziert. Und so nimmt es nicht Wunder, dass die Zuckerindustrie und später beim Cholesterin die Pharmaindustrie kräftig mitmischte. Die Lobbyisten waren mächtig. Das ging so weit, dass der unabhängige Wissenschaftler John Yudkin, der bereits 1972 in seinem Buch *Pur, weiß, tödlich* vor einer zuckerreichen Ernährung warnte, nicht nur mundtot gemacht wurde, sondern seither wissenschaftlich erledigt war.[131]

Durch das Hypen der Kohlenhydrate und das Meiden von Fetten trat allerdings etwas anderes ein. Die Menschen wurden nicht nur immer dicker, sondern litten auch häufiger an Diabetes, Arterienverkalkung, erhöhten Blutfettwerten und den daraus resultierenden Folgeerkrankungen.

Erst in den 1990er-Jahren wagten sich Kritiker dieser Ernährungsweise an die Öffentlichkeit. Mit der Folge, dass nun nicht nur Industriezucker, sondern gleich alle Kohlenhydrate an den Pranger gestellt wurden. Low Fat war out, Low Carb ist in. Interessanterweise hielt die Deutsche Gesellschaft für Ernährung sehr lange weiterhin an der fettarmen und kohlenhydratreichen Ernährung fest. Erst in den letzten Jahren kam es allmählich zum Umdenken, sodass die Ernährungspyramide umgestaltet wurde. Dennoch wird den Kohlenhydraten weiterhin ein hoher Stellenwert zugerechnet.

Doch was ist denn nun richtig, mag sich manch einer fragen. Es kommt darauf an. Fette, Kohlenhydrate und Eiweiß gehören zu unserer Ernährung, ohne könnten wir nicht überleben.

HALTEN SIE DEN BLUTZUCKERSPIEGEL KONSTANT

Betrachten wir die Kohlenhydrate näher, so gibt es die kurzkettigen Zucker, die das Blut kurzfristig fluten und eine schnelle Insulinreaktion auslösen, und die langkettigen Zucker, die erst mühsam vorverdaut werden, sodass die Insulinreaktion geringer ausfällt. Um den Appetit zu zähmen, ist es wichtig, den Blutzuckerspiegel im Tagesablauf über längere Phasen konstant zu halten. Dies können wir tun, indem wir die »richtigen« Kohlenhydrate auswählen. Kohlenhydrate in Form von Vollkornprodukten, Salat und Gemüse sind kein Problem und sollten bevorzugt auf unserem Speiseplan stehen. Weißmehlprodukte, Kuchen und Süßigkeiten sind naturgemäß ungünstig. Doch das heißt nicht, dass diese nun komplett gestrichen werden sollten. Wenn Sie naschen möchten, ist es allerdings günstiger, wenn Sie die Süßigkeiten im Anschluss an eine Mahlzeit zu sich nehmen und nicht auf nüchternen Magen. Also erst mal Steak und Bohnen und im Anschluss die Mousse au Chocolat. Da der Magen bereits gefüllt ist, benötigen Sie erstens weniger, und durch die Mischung mit den fett- und eiweißreichen Speisen verläuft die Verdauung und die Insulinreaktion verzögert. Das Potenzial eines Lebensmittels, den Blutzuckerspiegel ansteigen zu lassen, wird als Glykämischer Index (GI) bezeichnet.

Berücksichtigt man dabei auch noch die Kohlenhydratdichte eines Nahrungsmittels, erhält man die glykämische Last.[132] Letztere verringert sich, wenn man Nahrungsmittel mit einem hohen GI kombiniert, beispielsweise Nudeln mit Fett und Eiweiß. Spaghetti Bolognese sind also besser für den Blutzuckerspiegel als Spaghetti Napoli. Und beim Frühstück ist man länger satt, wenn man zu dem Marmeladenbrot ein Ei isst.

Es ist bereits länger bekannt, dass eine Kalorienrestriktion bei Tieren die Lebenserwartung steigert. Auch beim Menschen geht leichtes Untergewicht mit besseren Blutzucker- und Blutfettwerten einher, vorausgesetzt, die Menschen ernähren sich ausgewogen und leiden an keinem Nährstoffmangel. Ähnliche Effekte werden dem intermittierenden Fasten zugeschrieben.[133] Die Ursache ist allerdings noch nicht geklärt. Es wird angenommen, dass die Zellen durch das Fasten mehr Zeit für Reparaturvorgänge haben und dadurch insgesamt widerstandsfähiger werden. Außerdem verlangsamt das Fasten den Zellzyklus, das heißt, die Zelle teilt sich langsamer und lebt länger. Letztendlich ähnelt das Ernährungsmuster des intermittierenden Fastens dem der Menschen vor Beginn von Ackerbau und Viehzucht. Und unser Körper ist weiterhin daran angepasst. Empfohlen wird das 16:8-Fasten, indem man das nächtliche Fasten ausdehnt und tagsüber nur in einem Zeitfenster von acht Stunden isst.[134] Eine praktische Seite liegt darin, dass man in acht Stunden möglicherweise weniger Kalorien zu sich nimmt als in zwölf Stunden. Allerdings kann der Schuss auch nach hinten losgehen, indem man in den acht »erlaubten Stunden« alles isst, was man kriegen kann. Wer es einrichten kann, für den ist es jedoch einen Versuch wert, wobei hier auch der Tagesrhythmus eine Rolle spielt. Wer morgens etwas länger schläft, kann das 16:8-Fasten möglicherweise besser einhalten als jemand, der bereits um 5 Uhr aufstehen muss, um zur Arbeit zu kommen, und bei dem die Tage dennoch erst um 22 Uhr zu Ende sind.

Unabhängig vom 16:8-Fasten empfiehlt es sich aber tatsächlich, längere Pausen von vier bis fünf Stunden zwischen den einzelnen Mahlzeiten einzulegen und nicht immer wieder zwischendurch zu »grasen«, um den Blutzuckerspiegel konstant zu halten. Eine regelmäßige Mahlzeitenstruktur ist hilfreich, wobei man sich nicht auf drei Mahlzeiten am Tag festlegen muss. Einige kommen mit zwei Mahlzeiten aus, andere benötigen vier. Wichtig ist nicht die Anzahl der Mahlzeiten, sondern die Länge der Pausen dazwischen.

In Bezug auf Zucker gilt Folgendes: In Maßen spricht nichts dagegen, bei der Zubereitung der Mahlzeiten Zucker zu verwenden. Und wer auf den Zucker im Kaffee nicht verzichten mag, kann ihn auch weiter genießen, wenn er sich sonst ausgewogen ernährt. Ob nun Haushaltszucker, Honig, Agavendicksaft oder Ahornsirup ist im Prinzip egal, der Körper unterscheidet da nicht. Beim Backen kann man Zucker einsparen, indem man süße Früchte verwendet. Bananen und Datteln eignen sich besonders gut als Zuckerersatz. Wer Kalorien sparen möchte, kann, sofern er sie verträgt, auch auf Zuckeraustauschstoffe ausweichen. Am besten verträglich ist Erythrit, das dem Haushaltszucker zudem geschmacklich sehr nahe kommt und keinen bitteren oder metallischen Nachgeschmack hat. Auch wenn Süßstoffe wie Aspartam bislang in Studien als sicher eingestuft werden, bleibt ein Restrisiko. Auch der Einfluss auf die Darmflora ist noch nicht endgültig geklärt. Wer es allerdings gewohnt ist, täglich 2 Liter Cola zu trinken, kann zumindest vorübergehend auf die Diätvariante ausweichen. Am besten ist es natürlich, Wasser zu trinken. Aber ab und zu ist ein Glas Saft durchaus erlaubt. Wer sich von zuckerhaltigen Limonaden entwöhnen möchte, kann sich mit Saft und Sprudelwasser langsam runterregeln, indem nach und nach immer mehr Wasser zum Saft genommen wird.

HABEN SIE KEINE ANGST VOR FETT UND EIWEISS

Während die Welt noch die Kohlenhydrate feierte, läutete die in den 1970er-Jahren von seinem Namengeber veröffentlichte Atkins-Diät eine Revolution ein.[135] Selbst übergewichtig, war der Kardiologe auf der Suche nach einer effektiven Diät. Bei seinen Recherchen stieß er 1961 auf das von Dr. Blake Donaldson veröffentlichte Buch *Strong Medicine* über die ketogene Eskimodiät, die er bereits in den 1920er-Jahren seinen Patienten verordnet hatte. Das Prinzip der ketogenen Diät basiert auf dem alternativen Weg der Energiegewinnung, auf die der Körper zurückgreift, wenn keine Kohlenhydrate zur Verfügung stehen. Stattdessen wird die Energie aus Fett und Eiweiß gewonnen. Hierdurch soll auch die Fettschmelze im Körper angeregt werden. Kohlenhydrate waren zumindest in der Anfangsphase tabu, dafür durfte nach Belieben Fett und Eiweiß konsumiert werden. Da sich beides vor allem im Fleisch findet, war diese Diät vor allem bei Männern beliebt. Die Atkins-Diät wurde aufgrund potenziell schädigender Wirkungen von zu viel Fett immer wieder kontrovers diskutiert. Eine groß angelegte Auswertung sämtlicher verfügbarer Studien rehabilitierte die Atkins-Diät und andere Low-Carb-Diäten. In diesen Studien wurde nicht nur die Wirksamkeit bestätigt, sondern auch festgestellt, dass trotz der Fettlastigkeit keine Gesundheitsgefahr besteht.[136]

Eine reine ketogene Diät ist für die meisten auf Dauer kaum durchzuhalten, da einem das Fett irgendwann zum Hals raushängt und außerdem Mangelerscheinungen drohen. Atkins begrenzte die Ketose deshalb auch nur auf die Anfangsphase von einigen Tagen bis Wochen. Im weiteren Verlauf werden gestuft immer mehr Kohlenhydrate hinzugefügt, allerdings sollen komplexe Kohlenhydrate bevorzugt und Zucker weiterhin gemieden werden. So funktionieren mit verschiedenen Abwandlungen auch die modernen Low-Carb-Diäten. Die ketogene Phase zu Beginn hat den Vorteil, dass nach einigen Tagen der Appetit auf Süßes deutlich abnimmt. Wenn man dann wieder Kohlenhydrate zu sich nimmt, schmecken sie viel intensiver süß. Mit der ketogenen Phase kann man quasi seinen Zuckerkonsum resetten.

Im Wettstreit zwischen Low Fat und Low Carb sind beide Ernährungsformen wirksam. Manche Menschen kommen mit Low Fat besser klar, häufig Frauen, die tendenziell mehr Gemüse und weniger Fleisch essen. Männer bevorzugen häufig eher Low Carb. Es werden auch verschiedene Stoffwechseltypen diskutiert, die unterschiedlich von den beiden Ernährungsformen profitieren.

Letztendlich ist jedoch nicht entscheidend, wie viel Fett oder Kohlenhydrate man isst, sondern welche. Bei den Fetten haben sich Nahrungsmittel mit möglichst vielen ungesättigten und mehrfach ungesättigten Fettsäuren als günstig für die Blutfettwerte erwiesen. Diese als gesund geltenden Fette finden sich vor allem in fettem Fisch, Olivenöl, Nüssen und Samen. Tierische Fette, vor allem aus Schweinefleisch, sind häufig gesättigt und werden weniger empfohlen. Die lange Zeit kontrovers diskutierten Milchprodukte wie Joghurt, Käse und Butter werden hingegen neuerdings wieder empfohlen.

Von allen Diätformen der letzten Dekaden hat sich letztendlich die mediterrane Diät als besonders gesund herausgestellt. Damit sind nicht die Pizza- und Pastapartys beim Italiener gemeint, sondern eine gemüsereiche Kost mit Fisch, gelegentlich magerem Fleisch, Nüssen, Hülsenfrüchten, Obst, vollfettem Joghurt und reichlich Olivenöl.

Eiweiß fristete lange Zeit ein Außenseiterdasein, da entweder die Kohlenhydrate oder die Fette im Fokus standen. Insgesamt ist der Eiweißbedarf des Körpers gemessen an den Fetten und Kohlenhydraten gering. Doch Eiweiß ist ein wichtiger Baustoff, und einige essentielle Aminosäuren müssen mit der Nahrung zugeführt werden, da der Körper sie nicht selbst bilden kann. Ein wichtiger Eiweißlieferant ist Fleisch. Doch auch Vegetarier können ihren Eiweißbedarf gut über Fleischalternativen wie Tofu, Gemüse, Haferflocken und Hülsenfrüchte decken. Bei Veganern wird es schwieriger, wenn auch auf Milchprodukte und Eier verzichtet wird. Nach schulmedizinischer Auffassung wird strengen Veganern empfohlen, vor allem B-Vitamine und Folsäure als Nahrungsergänzungsmittel einzunehmen, um den Bedarf zu decken.

Unabhängig davon haben Eiweiße den Vorteil, dass sie gut sättigen. Der tägliche Bedarf liegt um die 20 Prozent der aufgenommenen Nahrung und kann bei schwerer körperlicher Arbeit und Sport, bei dem die Muskulatur gefordert ist, etwas höher liegen.

HALTEN SIE ES NATÜRLICH

Egal, für welche Ernährungsform man sich entscheidet, wichtiger als die prozentuale Verteilung von Fett, Eiweiß und Kohlenhydraten ist das Lebensmittel selbst. Dabei gilt, je unverarbeiteter, desto besser, was allerdings das Erhitzen der Nahrung nicht ausschließt, da schwer verdauliches wie Kohl, Hülsenfrüchte und Fleisch durch das Kochen erst bekömmlich werden.

In den vorangegangenen Kapiteln über Aromastoffe, Geschmacksverstärker und endokrine Disruptoren aus Kunststoffen wurde ausführlich deren appetitsteigernde Wirkung erläutert. Diese Stoffe, die sich vor allem in Fertigprodukten finden, gilt es zu meiden, auch wenn sich das natürlich nicht immer verhindern lässt. Aber man kann im Kleinen anfangen. Muss es zum Beispiel unbedingt ein fertig gekauftes Pulver zum Anrühren des Salatdressings sein? Es wird häufig damit geworben, dass man durch die Verwendung solcher Hilfsmittel Zeit bei der Zubereitung spart. Nun, das Aufwändigste am Salat ist das Schnippeln, nicht das Dressing. Essig, Öl, bei Bedarf etwas Ahornsirup bieten eine gute Grundlage. Dazu Salz und Pfeffer, fertig ist das Dressing. Ähnliches gilt für die Bolognese-Sauce für Spaghetti. Das Hackfleisch muss man eh frisch kaufen und anbraten. Statt der Fertigmischung kann man unbehandelte geschälte Tomaten nehmen, mit Salz, Pfeffer, Knoblauch, wenig Zucker und etwas Olivenöl abschmecken, fertig ist die Sauce, und das ganz ohne Geschmacksverstärker. Der zeitliche Mehraufwand ist minimal, das Essen auf dem Teller aber dafür umso natürlicher.

ESSEN SIE INTUITIV UND BEWUSST

Unsere natürlich schlanke Freundin gehört zu den beneidenswerten Personen, die es tatsächlich hinbekommen, ganz nach ihrem Gefühl zu essen und dabei schlank zu bleiben. In *Essen als Ersatz* hat die Autorin Geneen Roth nach unzähligen Diäten über einen Selbstversuch berichtet, bei dem sie ganz auf die Weisheit ihres Körpers vertraut hat. Und nachdem sie sich durch Phasen von Plätzchen und anderen Leckereien gegessen hatte, stellte sich ihr natürliches Verlangen nach gesunden Nahrungsmitteln wieder ein.[62]

Es ist also durchaus einen Versuch wert, etwas mehr auf die Weisheit des Körpers zu vertrauen. Dies setzt allerdings wirklich bewusstes und langsames Essen möglichst ohne Ablenkung voraus. Leider ist den meisten von uns die Intuition beim Essen verloren gegangen. Das liegt zum Teil am Essen selbst, da durch die Geschmacksverstärker und Zusatzstoffe der Appetit getäuscht wird. Zudem liegt es an seelischen Faktoren. Wir essen aus Gewohnheit, zum Beispiel beim Fernsehen, aus Kummer, bei Stress, bei Langeweile und zur Belohnung. Und wir lassen uns unbewusst durch äußere Einflüsse wie Werbung, Duftaromen vor Bäckereien oder in Geschäften verführen.

Die Autoren Pearson haben in ihrem Buch *Psychodiät* eine hilfreiche Unterscheidung getroffen.[137] Sie teilen Nahrungsmittel in »Summer« und »Winker« ein. »Summer« sind Nahrungsmittel, die der Körper aufgrund von echtem Hunger und Nährstoffmangel braucht. Sie haben nicht an das Nahrungsmittel gedacht und haben plötzlich Appetit darauf. Wenn Sie es essen, sind Sie danach angenehm satt und zufrieden. Es kann ein sehr konkretes Nahrungsmittel sein, und eine kleine Abweichung wäre bereits unbefriedigend. Sie wollen nur genau dieses eine Nahrungsmittel, jetzt. Wenn Sie viele Tage Fastfood gegessen haben und plötzlich Appetit auf Salat bekommen, dann summt der Salat. Sie gehen im Regen durch die Straßen nach Hause und bekommen Appetit auf eine warme Suppe. »Winker« sind hingegen Nahrungsmittel, die eher die momentanen seelischen Bedürfnisse befriedigen. Sie sehen in einem Film eine Gruppe fröhlicher Menschen beim Essen und kriegen selbst Appetit, obwohl Sie gar keinen Hunger haben. Oder Sie gehen an einer Bäckerei vorbei und riechen den Duft von Apfelkuchen. Und obwohl Sie satt sind, kaufen Sie den Kuchen. Und am Ende sind Sie nicht befriedigt, womöglich übervoll und leiden auch noch unter einem schlechten Gewissen.

Diese Unterscheidung kann Sie beim intuitiven Essen leiten. Auch hier gelten keine Verbote, alles ist erlaubt. Das gilt auch für winkendes Essen. Wichtig ist vor allem erst mal, aus welchem Bedürfnis heraus Sie essen möchten. Ist es echter Hunger und konkreter Appetit auf ein bestimmtes Nahrungsmittel? Oder muss es jetzt eben einfach der Schokoriegel sein, um sich zu beruhigen? Oder die Kugel Eis an einem sonnigen Nachmittag, obwohl Sie noch gar nicht hungrig sind? Wenn Sie sich die Erlaubnis geben, das winkende Nahrungsmittel bewusst, mit Genuss und ohne Ablenkung zu essen, brauchen Sie wahrscheinlich gar nicht so viel davon. Möglicherweise sind Sie nach eineinhalb Reihen Schokolade zufrieden und müssen gar nicht die ganze Tafel essen.

Achten Sie auch ruhig auf Qualität. Gönnen Sie sich eine hochwertige Schokolade und genießen sie. Wenn wir etwas wertschätzen, gehen wir in der Regel achtsamer damit um. Die Wahrscheinlichkeit ist größer, eine Billigschokolade hinunterzuschlingen, als eine teure handgeschöpfte Schokolade aus der Manufaktur.

KONTROLLIEREN SIE, WAS SIE ESSEN

Immer achtsam zu sein, langsam und bewusst zu essen und auch wirklich nur das und so viel, wie wir brauchen, dürfte den meisten jedoch schwerfallen. Zu oft sind wir gehetzt und abgelenkt, oder haben keine Zeit, uns das Nahrungsmittel zu beschaffen, das wir eigentlich wollen. Wir essen das Käsebrötchen auf dem Weg zur Bahn, die ungezählten Kekse im Meeting und die Tüte Gummibärchen beim Lesen. Dazu den Latte Macchiato mit Karamellcreme unterwegs und die Cola am Nachmittag. Wenn Sie sich am Abend kurz hinsetzen würden und rekapitulierten, was Sie den Tag über alles gegessen haben, an was davon würden Sie sich wirklich erinnern?

Vor einigen Jahren wurde im Fernsehen eine Dokumentation gezeigt, die der Frage nach dem Erinnerungsvermögen im Vorbeigehen gegessener Nahrungsmittel nachging. Hierfür wurde in einem Großraumbüro an exponierter Stelle ein Korb mit Schokoriegeln platziert. Eine Kamera zeichnete auf, wer sich wie oft bei den Schokoriegeln bediente. Die Mitarbeiter waren zuvor über den Versuch aufgeklärt worden und einverstanden. Am Ende des Tages wurde jeder Mitarbeiter gefragt, wie viele Riegel er gegessen habe. Wenig überraschend verschätzten sich die meisten erheblich. Durchschnittlich erinnerten sie sich an zwei bis drei Riegel. In Wirklichkeit hatten sie vier bis fünf Riegel gegessen.

Ähnlich verhält es sich mit der Einschätzung der Portionsgröße. Die wird ebenfalls häufig unterschätzt. Ein Tellergericht wird als normal empfunden. Doch Restaurants werben damit, für wenig Geld möglichst viel auf dem Teller zu haben. Eine Kelle Bratkartoffeln, ein 150-Gramm-Schnitzel und eine kleine Schale Salat sind eine Portion, von der man satt werden kann. Tatsächlich enthalten die Tellergerichte in Restaurants häufig die doppelte Menge. Aber da alles noch auf einen Teller passt, gilt es als angemessen. Auch bei Snacks und Süßigkeiten sind die Packungen in den letzten Jahrzehnten immer größer geworden. In den 1980er-Jahren enthielt eine Tüte Chips meist 100 Gramm, heute sind 200-Gramm-Tüten üblich. Eine Tüte Gummibärchen enthält meist ebenfalls 200 Gramm, inzwischen werden in Discountern sogar Tüten mit 400 Gramm angeboten. Eine Tafel Schokolade wog bis vor wenigen Jahren ausschließlich 100 Gramm. Es gab dafür eine EU-Norm. Die 250-Gramm-Tafeln aus Schweden waren damals die Ausnahme. Seit die EU-Verordnung gekippt wurde, werden allerdings auch die Schokoladen schwerer.

Doch was ist eine angemessene Größe? Bei den Bestandteilen einer Hauptmahlzeit wird als angemessene Portionsgröße gerne die Faust genommen. Dies ist von daher praktisch, da die Größe der Faust mit der Körpergröße korreliert. Eine faustgroße Portion eines großen Mannes enthält mehr Volumen als die Faust einer kleinen Frau. Die Faust ist eine praktische Größe, um Müsli, Gemüse, Obst, Reis oder Kartoffeln abzumessen. Für die meisten Menschen sind zwei Scheiben Brot angemessen. Um einen Überblick zu bekommen, lohnt es sich, einzelne Lebensmittel mal eine Zeit lang abzuwiegen. Eine Scheibe Industriebrot aus dem Supermarkt wiegt zum Beispiel meist um die 40 Gramm. Kauft man das Brot frisch von Bäcker, hängt das Gewicht einer Brotscheibe davon ab, ob es aus der Mitte oder vom Ende geschnitten wird. Und die Dicke der Scheibe, die wir aber selbst bestimmen können, spielt natürlich auch eine Rolle. Ein Brötchen kann zwischen 50 (Semmel) und 80 Gramm (Vollkorn) wiegen. Im Zweifelsfalle lohnt es sich also, die Brotscheibe oder das Brötchen abzuwiegen, um eine realistische Einschätzung des Kaloriengehalts zu bekommen.

Auch wenn Sie sich um eine angemessene Ernährung bemühen, möchten Sie ab und zu etwas naschen. Für viele Menschen gehört die tägliche Süßigkeit dazu, und darauf zu verzichten ist für einige kaum umsetzbar. Jedenfalls nicht der radikale Verzicht. Zu Beginn einer Ernährungsumstellung empfiehlt es sich daher, die Lieblingssüßigkeit bewusst auf den Speiseplan zu setzen. Meine Freundin Karina nahm zum Beispiel mal mit ihrer viel gerühmten »Schokoladendiät« ab. Sie aß täglich drei Hauptmahlzeiten und gönnte sich jeden Abend ein kleines Täfelchen à 20 Gramm ihrer Lieblingsschokolade, das sie genüsslich verspeiste. So fühlte sie keinen Mangel und nahm trotzdem innerhalb von zwölf Wochen 5 Kilogramm ab.

Eine unbedenkliche Portionsgröße bei Süßigkeiten und Snacks liegt bei 25 Gramm. Das entspricht etwa zehn Gummibärchen, fünf Joghurt-Gums, zwei Riegeln Yogurette oder eineinhalb Reihen Schokolade (bei einer Normtafel mit vier mal sechs Stückchen). Das erscheint zunächst sehr wenig und das ist es auch, wenn man es gewohnt ist, sonst eher 100 Gramm zu sich zu nehmen. Als Kompromiss für den Anfang eignen sich daher Portionen à 50 Gramm. Das entspricht in Gummibärchen etwa einer Kinderfaust, wobei hier kein hochgewachsener männlicher Teenager, sondern eher ein Vorschulkind gemeint ist. Eine halbe Tafel Schokolade oder ein klassischer Schokoriegel wiegen ebenfalls 50 Gramm. Allerdings werden Letztere auch immer größer, sodass es sich empfiehlt, tatsächlich auf die Mengenangabe zu achten. Und 50 Gramm Chips entsprechen etwa einer Müslischale, die allerdings nicht überquellen sollte, denn dann nähert man sich schnell den 100 Gramm. Bei 50 Gramm hat man also eine ordentliche Portion, ohne dass man sich eingeschränkt fühlen muss. In Kalorien bedeuten 50 Gramm zwischen 200 (Lakritz und Gummibärchen) und 250 Kilokalorien (Schokolade oder Chips).

Um einen Überblick zu behalten, was Sie wirklich den ganzen Tag zu sich nehmen, hilft ein Esstagebuch. Das muss nicht so aufwändig sein wie das weiter oben aufgeführte Esstagebuch, bei dem es darum ging, herauszufinden, in welchen Situationen und aus welchem Grund Sie essen. Um den Überblick zu behalten reicht es hier aus, wenn Sie nach jeder Mahlzeit kurz in ein Notizbuch schreiben, was und wie viel Sie gegessen haben. Wichtig ist, es gleich zu tun, also jeden einzelnen Keks im Meeting. Klingt erst mal zwanghaft, hilft aber enorm. Denn die meisten unterschätzen nicht nur, was sie gegessen haben, sondern auch den Kaloriengehalt. Wenn Sie davon ausgehen, dass Sie als mittelgroße Frau mit Bürotätigkeit nur etwa 1800 Kilokalorien pro Tag benötigen und nicht etwa 2300 Kilokalorien, machen sich diese Unterschätzungen auf Dauer an Hüften und Bauch bemerkbar. Oft wird auch der Kaloriengehalt von fertigem warmen Essen erheblich unterschätzt. In einer TV-Dokumentation wurden Menschen an einem Imbiss nach dem Kaloriengehalt der gerade verzehrten Nahrung gefragt. Interessanterweise hatten die meisten ein eingebautes Kalorienlimit. Kalorienhaltige Nahrungsmittel wie Pizza oder Currywurst mit Pommes und Mayo wurden schon hoch eingeschätzt. Allerdings endete die Einschätzung an der magischen Grenze von 1000 Kilokalorien. Offenbar ist es kaum vorstellbar, dass eine kalorienreiche Mahlzeit mehr als 1000 Kilokalorien enthalten kann. Tatsächlich lagen die Gerichte jedoch bei 1200 und 1350 Kilokalorien. Nach so einer Mahlzeit dürfte eine Frau an diesem Tag dann nur noch etwa 500 Kilokalorien verzehren. Und die wurden wahrscheinlich bereits beim Frühstück eingenommen. Zum Glück gleicht der Körper gelegentliche Ernährungssünden aus, und wir nehmen nicht gleich zu, weil wir mal an einem Tag unser Kalorienlimit überzogen haben. Wenn wir tatsächlich intuitiv essen, haben wir wahrscheinlich am nächsten Tag weniger Appetit. Doch da unser Essverhalten durch so viele Variablen gestört wird, kann es nicht schaden, etwas Kontrolle darüber zu haben, was wir wirklich den ganzen Tag so zu uns nehmen.

Wenn Sie abnehmen möchten, ist die Methode »Kalorienzählen«, die die Autorin Nadja Hermann in ihrem Buch *Fettlogik überwinden* vorstellt, sehr hilfreich.[138] Zunächst geht es darum, ausgehend von seiner Körpergröße, aktuellem Gewicht, Alter und Geschlecht den Tagesbedarf zu ermitteln. Hierzu gibt es im Internet Formeln. Als grobe Annäherung liegt der Tagesbedarf wie oben beschrieben bei schlanken Frauen je nach Alter und Größe um die 1800 (1600 bis 2200) Kilokalorien, bei Männern um die 2300 (2200 bis 2600) Kilokalorien. Wenn Sie übergewichtig sind, erhöht sich der Kalorienbedarf entsprechend. Wenn man davon ausgeht, dass sie etwa 7000 Kilokalorien einsparen müssen, um 1 Kilogramm abzunehmen, bräuchten Sie bei 500 eingesparten Kilokalorien pro Tag etwa zwei Wochen. Zu Beginn nehmen Sie vermutlich schneller ab, da Sie auch Wasser verlieren. In zwölf Wochen könnten Sie dann 6 Kilogramm abnehmen. Nadja Hermann schaffte es auf diese Weise, innerhalb von zwei Jahren von 150 Kilogramm auf 65 Kilogramm abzunehmen. Und sie räumt mit dem Mythos auf, dass sich durch die Abnahme der Stoffwechsel verlangsame. Der so genannte Hungerstoffwechsel ist sehr umstritten. Selbst wenn der Körper den Energieverbrauch ökonomisieren würde, macht das in der Summe nicht viel aus. Jedenfalls erklärt es nicht den Jojo-Effekt. Der kommt dadurch zustande, dass mit jedem verlorenen Kilo der Tagesbedarf sinkt. Das erklärt auch die Stagnation beim Abnehmen. Wenn wir mit einem Tagesbedarf von 2700 Kilokalorien mit einem Defizit von täglich 500 Kilokalorien starten, also täglich 2200 Kilokalorien zu uns nehmen, nehmen wir zu Beginn 1 Kilo pro Woche ab. Wenn wir bei 2200 Kilokalorien bleiben, verlangsamt sich die Abnahme und stagniert schließlich, sobald wir bei einem Tagesbedarf von 2200 Kilokalorien angekommen sind. Wenn Sie jetzt wieder »normal« essen, also wie vor der Diät 2700 Kilokalorien, nehmen Sie alles wieder zu. Im Verlauf einer Reduktionsdiät muss also die Essensmenge an den gesunkenen Bedarf angepasst werden. Und um das Gewicht zu halten, kommen Sie nicht darum herum, ihre Ernährung dem niedrigeren Tagesbedarf anzupassen.

STELLEN SIE SICH AUF DIE WAAGE

Wenn Sie abnehmen wollen, kommen Sie nicht darum herum, sich zu wiegen. Die Hosengröße reicht als Maßstab nicht aus, denn Stoff ist häufig dehnbar. Und viele Menschen sind sehr leidensfähig, wenn es darum geht, sich in die gewünschte Größe zu pressen, um die Illusion aufrechtzuerhalten, so schlimm könne es schon nicht sein, die Hose in Größe X passt schließlich noch. Wenn Sie etwas verändern wollen, müssen Sie aus der Vermeidungshaltung herauskommen. Und ein erster Schritt ist, der Wahrheit ins Auge zu sehen. Mit Hilfe der Waage. Lassen Sie sich dabei nicht von den modernen Waagen mit der Körperfettmessung irritieren. Das ist völlig irrelevant, da die Messungen zu ungenau sind und erheblichen Schwankungen unterliegen. Bevorzugen Sie eine digitale Waage. Falls Sie noch eine analoge Waage haben, gönnen Sie sich eine neue digitale Waage. Denn auch bei der analogen Waage kann man schummeln, indem man sich schräg stellt und vor allem vorne am Rädchen dreht. Um Ihre Fortschritte zu erkennen, was zumindest am Anfang einer Ernährungsumstellung sehr motiviert, da Sie zu Beginn schnell einige Pfunde verlieren werden, wiegen Sie sich regelmäßig. Wenn Sie sich täglich wiegen, bleiben Sie besser am Ball. Allerdings kann es auch ab und zu frustrierend sein, wenn die Waage durch zyklusbedingte Schwankungen plötzlich 1 Kilo mehr anzeigt. Andererseits sehen sie so auch, welchen natürlichen Schwankungen das Gewicht unterliegt. Normal sind Schwankungen um 2 Kilo. Wenn Sie abnehmen und ein Zielgewicht halten möchten, stellen Sie sich auf einen Bereich von plus/minus 1 Kilo ein. Wem das tägliche Wiegen zu viel ist, der kann sich auch einmal pro Woche wiegen, möglichst am gleichen Wochentag und zur gleichen Zeit. Am besten behalten Sie den Überblick, wenn Sie ihr Gewicht dokumentieren, gern auch in einer Grafik. Während Sie abnehmen, entsteht eine schöne Kurve nach unten, wobei es wie gesagt immer wieder Ausschläge nach oben geben wird. Wenn Sie Ihr Gewicht halten möchten, beobachten Sie die Tendenz. Wenn Sie mit der Zeit den oberen Bereich der natürlichen 2-Kilo-Schwankungen immer wieder überschreiten, geht die Tendenz nach oben. Wenn Sie sich regelmäßig wiegen, bemerken Sie es frühzeitig und können Ihre Ernährung und Bewegung entsprechend anpassen und rechtzeitig gegensteuern. Wiegen Sie sich nicht in falscher Sicherheit.

Aber machen Sie auch keinen Zwang daraus. Sie müssen sich nicht mehrfach am Tag wiegen, obwohl es durchaus interessant sein kann, die Differenz zwischen morgens und abends zu sehen. Doch die Waage ist als Hilfsmittel gedacht und nicht zur seelischen Folter.

Viele, die sich regelmäßig wiegen, vermeiden den Blick auf die Waage, wenn sie am Tag vorher zu viel gegessen haben. Wenn sie sich dann einen Tag später wiegen, haben sie meist wieder ihr vorheriges Gewicht. Schwierig wird es, wenn sich solche Tage häufen und Sie sich in der Folge immer seltener und schließlich gar nicht mehr wiegen. Durch das Vermeiden bekommen Sie lange Zeit nicht mit, ob Sie zunehmen, und wenn Sie sich dann doch endlich mal aufraffen und auf die Waage stellen, ist der Schock eventuell groß.

DENKEN SIE DRAN: SPORT IST NICHT GLEICH MORD

Sie haben es geahnt, jetzt kommt das obligatorische Kapitel über Sport, das in keinem Diätratgeber fehlen darf. Und wenn Sie kein geborener Bewegungsjunkie sind, tauchen jetzt womöglich Flashbacks von albtraumhaften Sportstunden während Ihrer Schulzeit auf. Es ist interessant, dass der Schulsport, der ja eigentlich dem Ausgleich zum Lernen, Spiel, Spaß und dem Wohlbefinden dienen soll, über Generationen gehasst wurde. Zu schlimm sind die Erinnerungen an mühsame und langweilige Laufrunden um den Sportplatz, unüberwindbare Hindernisse beim Bockspringen, rabiate Zusammenstöße mit den großen Jungen beim Fußball und anderes. Auf der anderen Seite bewegen sich die meisten Kinder außerhalb des Schulsports freiwillig und gerne. Kinder spielen von sich aus Fangen, Gummitwist, buddeln stundenlang Löcher am Strand, klettern auf Bäume und fahren Fahrrad. Wenn man sie lässt. Trotz Smartphone. Und ab der Pubertät bewegen sich die meisten gerne zur Musik.

Die Wahrheit lautet, mit Bewegung kann man seinen Tagesbedarf an Essen erhöhen. Und Bewegung hilft nicht nur gegen überflüssige Pfunde, sondern hat auch eine Reihe weiterer gesundheitlicher Vorteile. Sie erhält die Beweglichkeit, stärkt das Immunsystem, verbessert die Stoffwechsellage, wirkt günstig auf den Blutzuckerspiegel und auf die Blutfette und kann sogar Autoimmunerkrankungen lindern und das Krebsrisiko senken. Bewegung baut außerdem Stress ab und fördert den Schlaf. Und dazu müssen Sie noch nicht mal einen Marathon laufen. Eine halbe Stunde Spazierengehen am Tag reicht bereits aus.

Generell steigt bei Männern und Frauen mit zunehmendem Alter das Risiko, adipös zu werden. Die Muskelmasse nimmt mit den Jahren ab, wodurch der Grundumsatz sinkt. Häufig bewegen sich ältere Menschen weniger als in jungen Jahren. Aktivitäten wie Arbeit und Sport fallen weg und die Beweglichkeit nimmt durch degenerative Erkrankungen ab. Dadurch werden weniger Kalorien verbrannt. Der Bewegungsmangel fördert den muskulären Abbau, was wiederum den Energiebedarf senkt. Doch anstatt die Ernährung anzupassen, werden die lebenslangen Ernährungsgewohnheiten beibehalten, da sich der Appetit meist nicht verändert. Der Appetit sinkt oft erst im sehr hohen Lebensalter und meist aufgrund von Erkrankungen.

Wenn Sie sich entschließen können, zu einer Ernährungsumstellung auch wieder Sport zu treiben, empfiehlt es sich, da anzusetzen, wo Sie aufgehört haben. Erinnern Sie sich an positive Bewegungserlebnisse. Wenn Sie Joggen abgrundtief gehasst haben, aber immer gerne im Wasser waren, versuchen Sie es mit Schwimmen. Aber vielleicht sind Ihnen die eintönigen Bahnen im Schwimmbad zu langweilig. Zum Glück gibt es auch eine Reihe anderer Möglichkeiten im Wasser, zum Beispiel Wassergymnastik, was auch die Gelenke schont. Oder Sie wollten schon immer einen Tauchkurs machen. Dann haben Sie einen Anreiz, Schwimmen zu üben, denn fürs Tauchen muss man fit sein. Wenn Sie früher gerne in der Disco waren, wäre Tanzen vielleicht etwas für Sie. Auch da gibt es unzählige Möglichkeiten. Es muss nicht Standard sein, und Sie müssen sich auch nicht mitten in der Nacht unter pubertierende Teenager begeben. Es gibt viele Fitnesskurse, bei denen man sich zur Musik bewegen kann. Wer Fitnessstudios hasst, kann zum Beispiel die Volkshochschule nutzen. Da sind die Kurse zeitlich begrenzt, und was Ihnen nicht gefällt, können Sie sein lassen, ohne in einem Knebelvertrag festzustecken.

Bei der Bewegung gibt es verschiedene Vorlieben und Abneigungen. Manche bevorzugen sanfte Dehnung wie beim Yoga, andere Krafttraining und wieder andere Ausdauertraining. Ideal wäre natürlich eine Mischung aus allen drei Bereichen, doch das ist im Alltag kaum umsetzbar. Toll wäre es, wenn Sie sich für eine Sportart, die Sie zweimal pro Woche durchführen, entscheiden könnten.

Überprüfen Sie dabei auch, ob sie Sport lieber für sich allein machen oder in einer Gruppe. Selbst wenn Sie laufen wollen, aber nicht allein unterwegs sein möchten, können Sie sich einer Gruppe anschließen. Nicht nur in Vereinen, sondern auch in den sozialen Netzwerken kann man Laufpartner finden.

Wenn Sport nach wie vor unvorstellbar für Sie ist, dann haben Sie immer noch die Möglichkeit, ihre Bewegung im Alltag zu steigern.

Eva und Thomas hatten ihre Büros nebeneinander im neunten Stockwerk eines Behördenhochhauses. Ab und zu mussten sie in den achten oder in den zehnten Stock, um erledigte Akten abzulegen oder Aufträge anzunehmen. Beide konnten sich für gutes Essen erwärmen. Doch während Thomas mit den Jahren einen ansehnlichen Bauch angesetzt hatte, war Eva schlank geblieben. Wenn man die beiden im Arbeitsalltag beobachtete, fielen schnell kleine, aber gewichtige Unterschiede auf. Zunächst unterschieden sie sich im Temperament. Thomas war eher ruhig und besonnen, Eva war temperamentvoll und impulsiv. Sie war immer in Bewegung, und wenn sie sprach, gestikulierte sie mit ihren Händen. Das geschah unbewusst. Doch während Thomas immer alles abarbeitete und nur morgens und abends das Stockwerk wechselte, um die Aufträge zu holen und die fertigen abzulegen, ging Eva für jeden Vorgang einzeln. Natürlich nahm sie immer die Treppen und lief so im Schnitt zehnmal am Tage rauf und runter. Thomas bevorzugte hingegen den Aufzug. Die Mittagspause verbrachte Thomas im Büro, wo er seine mitgebrachten Brote aß. Dabei war er durchaus nicht ungesellig, sein Büro stand immer allen offen. Eva zog es hingegen nach draußen. Sie nutzte die halbstündige Mittagspause für einen Spaziergang oder zum Einkaufen. Zur Arbeit fuhr sie täglich mit dem Fahrrad, das selbstverständlich keinen E-Antrieb hatte. Und am Wochenende half sie ehrenamtlich im örtlichen Tierheim aus und ging mit den Hunden spazieren, da sie in ihrer Stadtwohnung keine Tiere halten wollte. Wenn sie am Wochenende abends wegging, ließ sie das Auto stehen und ging zu Fuß, denn Parkplätze gab es eh nicht. Obwohl Eva keinen Sport machte, verschaffte sie sich im Alltag genug Bewegung, um schlank zu bleiben.

Es sind diese Kleinigkeiten, die in der Summe wirken. Wenn Sie nicht gerade unter einer akuten Kniegelenksentzündung leiden, spricht nichts dagegen, zumindest ein Stockwerk zu Fuß zu überwinden. Am Anfang kommen Sie vielleicht kurz außer Atem. Aber bereits nach wenigen Tagen wird es Ihnen deutlich leichter fallen. Bei Gelenkproblemen ist es übrigens besser, die Treppe hinaufzugehen, da die Knie weniger belastet werden als bergab. Wenn Sie den Aufzug nehmen, dann nur nach unten. Nutzen Sie für kleine Besorgungen öfter mal das Fahrrad oder gehen Sie zu Fuß. Und verzichten Sie auf das E-Bike, es sei denn, Sie wohnen in den Bergen und kommen sonst gar nicht vom Fleck. Ansonsten ist E-Bike fahren wie die Einnahme homöopathischer Medikamente. Es macht ein gutes Gefühl, hat aber keinen Effekt. Die Entlastung ist so groß, dass Sie durch das E-Bike kaum Kalorien verbrennen. Tun sie sich also lieber den Gefallen und fahren mit Ihrem normalen Fahrrad, Ihr Körper wird es Ihnen danken.

Wenn Sie abnehmen möchten, müssen Sie letztendlich mehr Kalorien verbrauchen, als Ihr Körper benötigt. Das funktioniert auch ohne zusätzliche Bewegung, aber dann müssen Sie sich beim Essen mehr einschränken, um Kalorien einzusparen. Man kann auch abnehmen indem man seine Ernährung beibehält, und allein durch Sport überschüssige Kaloriensünden abbaut. Aber auch das ist schwierig und funktioniert meist nur am Anfang.

Viele, die mit dem Laufen beginnen, nehmen zunächst sehr viel ab, denn Laufen ist hinsichtlich des Kalorienverbrauchs eine der effektivsten Sportarten. Hinzu kommt, dass die meisten nach einer Laufeinheit erst mal keinen Hunger haben. Doch wenn Sie durch das Laufen abgenommen haben, sinkt auch der Tagesbedarf. Sie müssen also mehr laufen oder doch auf die Ernährung achten, um das verlorene Gewicht zu halten. Und wenn sie sehr intensiv trainieren, kann es sogar sein, dass Sie mehr Appetit haben.

Die Sportwissenschaftler aus der Arbeitsgruppe von John Blundell untersuchten den Einfluss von intensivem Sport auf den Gewichtsverlauf und den Appetit an einer Gruppe übergewichtiger Männer und Frauen. Die Aufgabe bestand darin, an fünf Tagen pro Woche jeweils 500 Kilokalorien durch Sport zu verbrennen, das entspricht etwa einer Stunde Laufen oder Schwimmen. Dabei sollten sich die Teilnehmer wie gewohnt weiter ernähren. Nach zwölf Wochen hatten sie im Durchschnitt mehr als 4 Kilogramm verloren, doch es gab eine hohe Streuung. Ein Teilnehmer nahm fast 11 Kilo ab, manche nahmen nur wenig ab, und ein Teilnehmer nahm sogar 3 Kilo zu. Offenbar hatten einige Teilnehmer kompensatorisch mehr gegessen. Die intensive Bewegung hatte den Appetit gesteigert.[139] Wie man auf Sport reagiert, ist letztendlich individuell. Moderater Sport wirkt sich in der Regel nicht auf den Appetit aus. Doch wenn der Sport zu exzessiv betrieben wird, kann es kompensatorisch zur Appetitsteigerung kommen. Das ist aus biologischer Sicht auch sinnvoll, da es sich die Frühmenschen nicht leisten konnten, bei der anstrengenden Jagd Muskelmasse zu verlieren. Unabhängig davon wiegen sich viele Sportler in Sicherheit. Sie essen mehr, da sie ja Sport machen und tatsächlich einen höheren Bedarf haben, und gewöhnen sich dann an größere Portionen. Und im Alltag wird der Kalorienverbrauch häufig überschätzt.

Wenn Sie Kalorienaufnahme und Kalorienverbrauch im Blick haben möchten, ist es am einfachsten, auf eine App zurückzugreifen. Eine sehr gute Möglichkeit bietet FDDB (www.fddb.info), eine Datenbank, die nahezu alle verfügbaren Lebensmittel umfasst, zum Teil sogar Süßigkeiten, die es nur im Ausland zu kaufen gibt. FDDB ist kostenlos und zeigt nicht nur den Kaloriengehalt, sondern auch die Nährstoffzusammensetzung der Nahrungsmittel an. Es gibt eine App für Android und OS, die zudem eine Tagebuchfunktion hat. Über die Fotofunktion kann man einfach den EAN-Code scannen, und schon sieht man das Lebensmittel. Gleichzeitig sind sämtliche Sport- und Bewegungsarten hinterlegt. Wenn Sie ihre Größe, Ihr Alter und Ihr Gewicht eingeben, berechnet die App für Sie individuell Ihren Tagesbedarf, wie viele Kilokalorien Sie durch die eingetragene Ernährung bereits konsumiert haben und wie viele Kalorien Sie durch Bewegung mehr zur Verfügung haben. Einigen mag das etwas zwanghaft erscheinen. Aber man bekommt wirklich einen Überblick. Es ist wie das Führen eines Kontos. Am Morgen haben sie einen Kalorienbetrag zum »Ausgeben« auf dem Konto, Ihren individuellen Tagesbedarf. Im Laufe des Tages schrumpft mit jeder Mahlzeit das Kalorienkonto. Doch Sie können es auffüllen, indem Sie sich bewegen. Wenn Sie zum Beispiel mittags richtig zugeschlagen haben und für das Abendbrot nur noch 250 Kilokalorien übrig haben, motiviert Sie die App möglicherweise, doch noch mal eine Stunde Sport zu machen oder zumindest spazieren zu gehen.

Wenn Sie ein Sportmuffel sind, kann Ihnen ein Fitness-Tracker helfen, mehr Bewegung in Ihren Alltag zu bringen. Als empfohlener Richtwert sind meist 10 000 Schritte vorprogrammiert. Bei 10 000 Schritten verbrauchen Sie etwa 350 bis 500 Kilokalorien mehr am Tag. Sie müssten dafür zwei Stunden spazieren gehen, was sich sehr viel anhört. Aber gute Fitness-Tracker – hier empfiehlt es sich wegen der Messgenauigkeit, eine etablierte Marke zu nehmen – zeichnen alle Schritte auf, auch die kurzen Wege zum Drucker, in die nächste Etage, den Weg zur Toilette und die Bewegung beim Einkaufen. Aus eigener Erfahrung kann ich sagen, dass ich an einem normalen Bürotag ohne Sport etwa auf 5000 Schritte komme, wobei ich es eher wie Eva aus dem obigen Beispiel halte. Thomas würde wahrscheinlich nur auf 2500 Schritte kommen.

ENTSPANNEN SIE SICH

Seit Stunden lag Sandra wach. Eigentlich war sie todmüde, aber die Sorgen um die gefährdete Versetzung ihres Sohnes, der Stress bei der Arbeit und die täglichen Besuche ihrer Mutter, die mit einem Oberschenkelhalsbruch im Krankenhaus lag, ließen sie nicht zur Ruhe kommen. Und neben ihr schnarchte ihr Ehemann. Nachdem sich Sandra stundenlang hin und her gewälzt hatte, stand sie schließlich entnervt auf und trank erst mal ein Glas Rotwein zur Beruhigung.

Stress, vor allem im Zusammenhang mit Sorgen, raubt uns den Schlaf. Wir sind hellwach und grübeln. Doch neben den emotionalen Faktoren mischen auch die Stresshormone kräftig mit. Die appetitsteigende Wirkung der Stresshormone und deren Wirkung auf den Zucker- und Fettstoffwechsel wurden im Kapitel über die Stresshormone bereits ausführlich beschrieben. Doch ein anhaltend hoher Cortisolspiegel hemmt auch das Schlafhormon Melatonin. Das nächtliche Grübeln hält den Cortisolspiegel hoch, sodass erst recht nicht mehr an Schlaf zu denken ist. In der Folge sind wir am Tag übermüdet und noch anfälliger für die täglichen Belastungen. Süßigkeiten und Alkohol wirken kurzfristig entspannend, lösen das Problem aber nicht.

Wenn Sie Ihren Appetit zähmen möchten, ist es daher nicht nur wichtig, auf die Ernährung zu achten, sondern auch, Entspannung in Ihr Leben zu bringen. Das ist nicht immer einfach, da es im Leben immer wieder Phasen gibt, in denen es eng wird. Existenzielle Probleme wie Stellenabbau im Betrieb, eine aufreibende Scheidung oder die Sorge um kranke Eltern lassen sich nicht so einfach ausschalten. Dennoch können Sie auch in solchen scheinbar verfahrenen Situationen für sich sorgen und so etwas Distanz schaffen.

AUTOGENES TRAINING UND PROGRESSIVE MUSKELENTSPANNUNG

Es gibt verschiedene einfache und wirksame Übungen, mit denen Sie entspannen können. Am bekanntesten sind das autogene Training und die

Muskelentspannung nach Jacobson. Beide Verfahren sind leicht zu erlernen, benötigen aber eine Anleitung durch einen erfahrenen Kursleiter. Kurse werden allerdings regelmäßig von den Volkshochschulen angeboten, und in den meisten Fällen übernimmt die gesetzliche Krankenversicherung die Kosten oder zumindest einen Großteil davon. Beim autogenen Training versetzen Sie sich in Selbsthypnose und steuern gedanklich Arme und Beine, den Herzschlag, die Atmung, das vegetative Nervensystem und die Stirn. Ergänzend können Sie sich im Zustand der Entspannung eine Affirmation senden, zum Beispiel: »Ich esse achtsam.« oder »Ich bestehe die Prüfung.« oder was in ihrer Lebenssituation gerade ein hilfreicher Gedanke ist.

Bei der progressiven Muskelentspannung nach Jacobson spannen Sie nacheinander die Muskulatur für wenige Sekunden maximal an und entspannen dann wieder. Dies tun Sie nach einem bestimmten Ablauf, sodass am Ende der gesamte Körper entspannt ist.

Beide Methoden sind wirksam, doch einige bevorzugen das autogene Training, das eher auf geistiger Ebene funktioniert, andere mögen die aktivere Muskelentspannung. Es lohnt sich daher, beide Verfahren auszuprobieren und sich dann für das Verfahren zu entscheiden, das Ihnen mehr zusagt.

MEDITATION

Als dritte Methode eignet sich die Meditation, die auch in der modernen Psychotherapie immer häufiger eingesetzt wird, zum Beispiel die Mindfulness-Based Stress Reduction (MBSR) nach Jon Kabat-Zinn mit Übungen der achtsamen Körperwahrnehmung.[140] Meditation hat eine lange Tradition in den fernöstlichen Religionen wie Buddhismus und Hinduismus, aber auch im Christentum. Es gibt unzählige Meditationsverfahren und Meditationskurse, von denen viele seriös sind, leider aber auch einige eher im Bereich der Esoterik angesiedelt sind. Kern aller seriösen Meditationsverfahren ist die Achtsamkeit und die Konzentration auf ein »Objekt«. Im einfachsten Fall nehmen Sie den Atem. Hierfür müssen Sie keinen Kurs belegen, sondern können es direkt selbst ausprobieren.

EINE ANLEITUNG FÜR EINE MEDITATION

Setzen Sie sich bequem hin, entweder im Schneidersitz auf einem Kissen, auf einer Meditationsbank oder auf einen Stuhl. Wichtig ist, dass Sie entspannt sitzen und den Oberkörper aufrecht halten. Wenn Sie auf einem Stuhl sitzen, lehnen Sie sich nicht an. Für das aufrechte Sitzen stellen Sie sich eine auf Ihrem Kopf befestigte Schnur vor, die Sie nach oben zieht. Wenn Sie diese Haltung eingenommen haben, schließen Sie Ihre Augen und atmen Sie ruhig ein und aus. Zählen Sie jeden Atemzug, zum Beispiel »Einatmen eins, ausatmen eins, einatmen zwei …«, bis Sie bei zehn angekommen sind. Dann beginnen Sie von vorne. Am Anfang reicht es, wenn Sie diese Übung für zehn Minuten durchführen. Wichtig ist, dass Sie sich an einem möglichst ruhigen Ort befinden und nicht gestört werden. Schalten Sie Ihr Handy in den Flugmodus und stellen Sie sich einen angenehmen Weckton ein.

Diese Übung klingt ganz einfach, oder? Einfach nur den Atem zählen und sonst nichts. Nun, in der Praxis wird es so sein, dass Sie sich vermutlich verzählen, mit den Gedanken abschweifen oder einschlafen. Das macht nichts. Wenn Sie einschlafen, sind Sie zumindest entspannt. Wenn Sie mit den Gedanken abschweifen, brechen Sie die Meditation nicht ab, sondern beginnen einfach wieder von vorn mit dem Atemzählen. Wenn Sie etwas mehr Übung haben, können Sie die Meditation ausdehnen, zunächst auf 20 Minuten, später auf 30 Minuten. Idealerweise üben Sie täglich zur gleichen Zeit. Wenn Sie Schlafstörungen haben, eignet sich die Zeit kurz vorm Schlafengehen. Aber machen Sie sich mit der Meditation keinen Stress. Es ist besser, mehrmals pro Woche zehn Minuten zu meditieren als gar nicht.

Eine weitere seriöse Meditationsform ist die Ende der 1960er-Jahre in Norwegen durch den Arzt und Psychologen Are Holen begründete ACEM-Meditation, die in vielen Städten über die Volkshochschule angeboten wird (www.acem-deutschland.de). Bei dieser Meditationstechnik wird während der Meditation im Geist ein neutraler Laut wiederholt. Aufkommende Gedanken und Bilder werden mit einer gelassenen Haltung wahrgenommen und nicht bewertet. Wenn man bemerkt, dass man die

Wiederholung des Lauts vergessen hat, nimmt man ihn wieder auf. Die regelmäßige Praxis der ACEM-Meditation soll neben der Entspannung auch langfristige Effekte auf die Verarbeitung tiefer liegender innerer Konflikte haben. Wissenschaftlich nachgewiesen ist eine blutdrucksenkende Wirkung beim regelmäßigen Üben[141, 142] und eine bessere Stressresistenz bei Leistungssportlern.

KÜMMERN SIE SICH UM SICH SELBST!

Ein wesentlicher Therapiebaustein bei der Behandlung von Depressionen ist der Aufbau angenehmer Aktivitäten. Das gilt umso mehr für Stressgeplagte, die vor lauter Aktivität die eigenen Interessen zurückstellen. Vor sich selbst rechtfertigen sie das mit: »Keine Zeit!« Nun mag es akute Situationen geben, in denen man tatsächlich handeln und kurzfristig eigene Bedürfnisse aufschieben muss. Doch wenn dies zum Dauerzustand geworden ist, wird es höchste Zeit, sich einmal hinzusetzen und seine Aktivitäten zu überdenken. Unsere Tage ähneln sich in der Regel und haben einen typischen Ablauf mit festen Zeiten – wenn da nicht immer noch etwas dazwischenkommen würde. Das Kind ist plötzlich krank und muss zum Arzt, das Auto springt nicht an, der Computer streikt. Und am Ende des Tages haben Sie nichts für sich getan.

Um aus dieser Falle herauszukommen, machen Sie Termine mit sich selbst aus. Tragen Sie diese Termine in Ihren Zeitplaner ein und räumen ihnen höchste Priorität ein. Wenn Sie junge Eltern sind, machen Sie zum Beispiel regelmäßig einen Elternabend mit Ihrem Partner, an dem Sie ohne die Kinder nur etwas für sich tun, zum Beispiel eine Aktivität, die Sie vor der Geburt ihrer Kinder gerne gemeinsam als Paar gemacht haben. Gönnen Sie sich einen Babysitter. Das kann die Oma, die Nachbarstochter oder eine gute Freundin sein. Diese Investition wird Ihrer Partnerschaft und Ihrer Familie gut tun.

Pflegen Sie ein Hobby mit mindestens einem festen Termin außerhalb Ihrer Wohnung. Pflegen Sie Ihre sozialen Kontakte. Wenn Sie in einer Partnerschaft leben, können Sie Ihrem Partner oder Ihrer Partnerin zumuten, an einem Abend pro Woche die Kinder zu übernehmen.

Wenn Sie keine Zeit haben, weil Sie sich um Ihre Eltern kümmern müssen, nehmen Sie Hilfe an. Wenn Ihre Eltern einen Pflegegrad haben und Sachleistungen bekommen, können Sie die auch dazu verwenden, zum Beispiel eine Haushaltshilfe für Ihre Eltern engagieren, die Sie selbst entlastet. Stehen Sie zu sich selbst, auch wenn Ihre Eltern keine Fremden in Ihrer Wohnung haben wollen. Sie sind erwachsen und in erster Linie für sich selbst verantwortlich. Es ist gut, wenn Sie sich um Ihre Eltern kümmern, aber Sie müssen sich dafür nicht zerreißen.

Wenn Sie einen dauerhaft stressigen Job haben, überdenken Sie Ihre Perspektive, bevor Sie ins Burn-out gelangen. Viele halten an einem schwierigen Job fest aus Angst, aufgrund des Alters keinen anderen Job mehr zu bekommen, oder weniger zu verdienen, oder an Ansehen zu verlieren.

Die Lage war noch nie so gut wie jetzt. Wir haben Vollbeschäftigung, und Fachkräfte werden in allen Branchen gesucht. Wenn Sie eine abgeschlossene Ausbildung haben, werden Sie einen Job finden, auch wenn Sie 50 Jahre alt sind. Vielleicht müssen Sie eine etwas geringere Bezahlung in Kauf nehmen oder haben einen weiteren Anfahrtsweg. Aber überlegen Sie sich, ob etwas mehr Geld wirklich den Dauerstress wert ist. Und seien Sie nicht zu festgelegt. Wenn Sie eine Ausbildung haben, können Sie auch in etwas anders ausgerichteten Branchen arbeiten. Das gilt umso mehr, wenn Sie studiert haben. Die Berufsbiografie ist heute keine Einbahnstraße mehr. Das geht vielleicht zu Lasten der Sicherheit. Aber die Flexibilität eröffnet Ihnen auch immer wieder neue Möglichkeiten. Bleiben Sie neugierig!

Überdenken Sie auch Ihre Ansprüche an sich selbst. Muss es unbedingt die maximale Karriere sein? Welchen Preis zahlen Sie dafür? Ist es das wirklich wert? Jagen Sie immer noch der Anerkennung hinterher, die Sie nie bekommen haben, weil es immer noch eine Stufe besser gegangen wäre? Was nützt Ihnen das Prestige? Im Augenblick kann es toll sein, im Mittelpunkt zu stehen und den Erfolg auszukosten. Doch dieser Augenblick ist nur flüchtig. Wenn Sie nach ganz oben wollen, kommen Sie niemals an. Und selbst wenn Sie alles erreicht haben, wird immer jemand kommen, der Sie überflügelt. Wenn Sie bereits Karriere gemacht haben, wird es Zeit, die Früchte zu ernten.

Schieben Sie Ihre Träume nicht auf, sofern sie erfüllbar sind. Machen Sie die Reise, die Sie auf unbestimmte Zeit verschoben haben. Jetzt.

Wenn Sie dafür sparen müssen, machen Sie sich einen realistischen Zeitplan und legen jeden Monat Geld dafür zurück. Und dann buchen Sie.

»Das Leben ist zu kurz, um schlechten Wein zu trinken!«, pflegte ein Freund der Familie zu sagen. Recht hatte er. Das Leben ist jetzt. Nehmen Sie es mit allen Sinnen wahr. Geben Sie gut auf sich Acht, sorgen Sie für Ihren Körper mit guten Nahrungsmitteln, nehmen Sie sich immer wieder kleine Auszeiten und gönnen Sie sich die kleinen Freuden des Alltags. Und genießen Sie. Sie sind es sich wert!

LITERATURVERZEICHNIS

[1]Dudenredaktion: *Duden – Deutsches Universalwörterbuch: Das umfassende Bedeutungswörterbuch der deutschen Gegenwartssprache*. 8. Auflage. Berlin: Bibliographisches Institut, 2015.

[2]Mennella, J.A., A. Johnson, and G.K. Beauchamp: *Garlic ingestion by pregnant women alters the odor of amniotic fluid*. In: Chem Senses, 20 (2), 1995, S. 207–209.

[3]Stuart-Macadam, P. and K.A. Dettwyler: *Breastfeeding: Biocultural Perspectives*. New York Transaction Publishers, 1995, S. 75–100.

[4]Heywood, C.: *A History of Childhood: Children and Childhood in the West from Medieval to Modern Times*.Cambridge Malden: Polity Press, 2001.

[5] Fomon, S.: *Infant feeding in the 20th century: formula and beikost*. In: J Nutr, 131 (2), 2001, S. 409–420

[6]Woo, J.G. and L.J. Martin: *Does Breastfeeding Protect Against Childhood Obesity? Moving Beyond Observational Evidence*. In: Curr Obes Rep, 4(2), 2015, S. 207–216.

[7]Haller, R., et al.: *The influence of early experience with vanillin on food preference later in life*. In: Chem Senses, 24 (4), 1999, S. 465–467.

[8]Cooke, L. and L. Webber: *Stress-Free Feeding: How to develop healthy eating habits in your child*. London: Robinso, 2015.

[9]Strauss, S.: *Clara M. Davis and the wisdom of letting children choose their own diets*. CMAJ, 2006. 175(10): S. 1199.

[10]Moreno, M.: *Early infant feeding and obesity risk*. JAMA Pediatr, 2014. 168(11): S. 1084.

[11]Zylke, J.W. and H. Bauchner: *Preventing Obesity in Children: A Glimmer of Hope*. JAMA, 2018. 320(5): S. 443–444.

[12]Wabitsch, M., et al.: *Adipositas bei Kindern und Jugendlichen in Deutschland*, in *Herbstakademie Zwischen Frust und Lust*. 2004: Köln.

[13]Lu, H., et al.: *More Overweight Adolescents Think They Are Just Fine: Generational Shift in Body Weight Perceptions Among Adolescents in the U.S.* Am J Prev Med, 2015. 49(5): S. 670–677.

[14]Ikeda, K.: *New seasonings*. Journal of the Chemical Society of Tokyo, 1909. 30: S. 820 – 836.

[15]Laugerette, F., et al.: *CD36 involvement in orosensory detection of dietary lipids, spontaneous fat preference, and digestive secretions*. J Clin Invest, 2005. 115(11): S. 3177 – 3184.

[16]Galindo, M.M., et al.: *G protein-coupled receptors in human fat taste perception*. Chem Senses, 2012. 37(2): S. 123–139.

[17]Scoville, W.L.: *Note on Capsicums*. The Journal of the American Pharmacists Association, 1912. 1(5): S. 453–454.

[18]Bartoshuk, L.M., V.B. Duffy, and I.J. Miller: *PTC/PROP tasting: anatomy, psychophysics, and sex effects*. Physiol Behav, 1994. 56(6): S. 1165–1171.

[19]Roudnitzky, N., et al.: *Receptor Polymorphism and Genomic Structure Interact to Shape Bitter Taste Perception*. PLoS Genet, 2015. 11(9): S. e1005530.

[20]Bufe, B., et al.: *The molecular basis of individual differences in phenylthiocarbamide and propylthiouracil bitterness perception*. Curr Biol, 2005. 15(4): S. 322–327.

[21]Klimek, L., B. Moll, and G. Kobal:, *Riech- und Schmeckvermögen im Alter*. Dtsch Arztebl International, 2000. 97(14): S. A-911 / B-763 / C-712.

[22]Aschenbrenner, K., et al.: *The influence of olfactory loss on dietary behaviors*. Laryngoscope, 2008. 118(1): S. 135–144.

[23]Harms, C., et al.: *Der Geschmack der Verliebtheit*, in Labor and more. 2013. S. 40–45.

[24]Stafford, L.D. and A. Whittle: *Obese individuals have higher preference and sensitivity to odor of chocolate*. Chem Senses, 2015. 40(4): S. 279–284.

[25]Grimm, H.-U.: *Die Suppe lügt. Die schöne neue Welt des Essens*. 2014, München: Knaur.

[26]Pollmer, U.: *Die Konservendose hat Geburtstag*. 2010, Deutschlandfunk Kultur.

[27]Berlin-Brandenburg, R.: *Erbswurst in Massenproduktion. Preußen – Chronik eines deutschen Staates*.

[28]Bunyan, J., E.A. Murrell, and P.P. Shah: *The induction of obesity in rodents by means of monosodium glutamate*. Br J Nutr, 1976. 35(1): S. 25–39.

[29]He, K., et al.: *Consumption of monosodium glutamate in relation to incidence of overweight in Chinese adults: China Health and Nutrition Survey (CHNS)*. Am J Clin Nutr, 2011. 93(6): S. 1328–1336.

[30]Hermanussen, M., et al.: *Obesity, voracity, and short stature: the impact of glutamate on the regulation of appetite*. Eur J Clin Nutr, 2006. 60(1): S. 25–31.

[31]Pollmer, U., C. Hoicke, and H.-U. Grimm: *Vorsicht vor Geschmack – Was ist drin in Lebensmitteln*. 2000, Reinbek: Rowohlt.

[32]Weihrauch, M.R., V. Diehl, and H. Bohlen: *Künstliche Süßstoffe – Haben sie ein kanzerogenes Potential?* Medizinische Klinik, 2001. 96(11): S. 670–675.

[33]Drösser, C.: *Stimmt's – Süßstoff für Ferkel*. In: Die Zeit, 2008.

[34]Yang, Q.: *Gain weight by "going diet?" Artificial sweeteners and the neurobiology of sugar cravings: Neuroscience 2010*. Yale J Biol Med, 2010. 83(2): S. 101–108.

[35]De La Hunty, A., S. Gibson, and M. Ashwell: *A review of the effectiveness of aspartame in helping with weight control*. Nutrition Bulletin, 2006. 31: S. 115–128.

[36]Mrasek, V.: *Fressformel. Was Chips und Schokolade unwiderstehlich macht*. In: Spiegel online, 04. 05. 2015.

[37]Kloting, N., et al.: *Di-(2-Ethylhexyl)-Phthalate (DEHP) Causes Impaired Adipocyte Function and Alters Serum Metabolites*. PLoS One, 2015. 10(12): S. e0143190.

[38]Dodds, E.C. and W. Lawson: *Molecular structure in relation to oestrogenic activity. Compounds without a phenanthrene nucleus.* Proceedings of the Royal Society, 1938. 839(125): S. 222–232.

[39]Umweltbundesamt: *Bisphenol A: Massenchemikalie mit unerwünschten Nebenwirkungen.* 2010.

[40]Fischer, P., et al.: *Molaren-Inzisiven-Hypomineralisation.* Bayeisches Zahnärzteblatt, 2009(5): S. 54–58.

[41]Colborn, T., F.S. vom Saal, and A.M. Soto: *Developmental effects of endocrine-disrupting chemicals in wildlife and humans.* Environ Health Perspect, 1993. 101(5): S. 378–384.

[42]UNEP, W.: *State of the science of endocrine disrupting chemicals-2012.* 2013.

[43]Rosenblum, E.R., et al.: *Isolation and identification of phytoestrogens from beer.* Alcohol Clin Exp Res, 1992. 16(5): S. 843–845.

[44]Messina, M.J.: *Soy foods and soybean isoflavones and menopausal health.* Nutr Clin Care, 2002. 5(6): S. 272–282.

[45]Hirschfelder, G.: *Europäische Esskultur – Geschichte der Ernährung von der Steinzeit bis heute.* 2005, Frankfurt am Main: Campus – Studienausgabe.

[46]Kuntz, B. and T. Lampert: *Socioeconomic factors and obesity.* Dtsch Arztebl Int, 2010. 107(30): S. 517–522.

[47]Kurth, B.-M. and A. Schaffrath Rosario: *Die Verbreitung von Übergewicht und Adipositas bei Kindern und Jugendlichen in Deutschland Ergebnisse des bundesweiten Kinder- und Jugendgesundheitssurveys (KiGGS).* Bundesgesundheitsbl – Gesundheitsforsch – Gesundheitsschutz, 2007. 50: S. 736–743.

[48]Zeitung, S.: *Auch Menschen halten Winterschlaf.* 2010.

[49]Dausmann, K.H., et al.: *Physiology: hibernation in a tropical primate.* Nature, 2004. 429(6994): S. 825–826.

[50]Rosenthal, N.E., et al.: *Seasonal affective disorder. A description of the syndrome and preliminary findings with light therapy.* Arch Gen Psychiatry, 1984. 41(1): S. 72–80.

[51]Anglin, R.E., et al.: *Vitamin D deficiency and depression in adults: systematic review and meta-analysis.* Br J Psychiatry, 2013. 202: S. 100–107.

[52]Snijder, M.B., et al.: *Adiposity in relation to vitamin D status and parathyroid hormone levels: a population-based study in older men and women.* J Clin Endocrinol Metab, 2005. 90(7): S. 4119–4123.

[53]Helander, E.E., B. Wansink, and A. Chieh: *Weight Gain over the Holidays in Three Countries.* N Engl J Med, 2016. 375(12): S. 1200–1202.

[54]Zachenhofer, I. and M. Reddy: *Kopfsache Schlank.* 2016, Wien: edition a.

[55]Guyenet, S.J.: *The hungry brain.* 2017, London: Vermilion.

[56]Schwartz, M.W., et al.: *Leptin increases hypothalamic pro-opiomelanocortin mRNA expression in the rostral arcuate nucleus.* Diabetes, 1997. 46(12): S. 2119–2123.

[57]Zhang, Y., et al.: *Positional cloning of the mouse obese gene and its human homologue*. Nature, 1994. 372(6505): S. 425–432.

[58]Kojima, M., et al.: *Ghrelin is a growth-hormone-releasing acylated peptide from stomach*. Nature, 1999. 402(6762): S. 656–660.

[59]Lutter, M., et al.: *The orexigenic hormone ghrelin defends against depressive symptoms of chronic stress*. Nat Neurosci, 2008. 11(7): S. 752–753.

[60]Sclafani, A. and J.W. Nissenbaum: *Robust conditioned flavor preference produced by intragastric starch infusions in rats*. Am J Physiol, 1988. 255(4 Pt 2): S. R672–675.

[61]Lieberman, D.Z. and M.E. Long: *Ein Hormon regiert die Welt: Wie Dopamin unser Verhalten steuert – und das Schicksal der Menschheit bestimmt*. 2018, München: Riva.

[62]Roth, G.: *Essen als Ersatz: Wie man den Teufelskreis durchbricht*. 2005, Reinbek: Rowohlt. S. 224.

[63]Hashim, S.A. and T.B. Van Itallie: *Studies in normal and obese subjects with a monitored food dispensing device*. Ann N Y Acad Sci, 1965. 131(1): S. 654–661.

[64]Labouesse, M.A., et al.: *Hypervulnerability of the adolescent prefrontal cortex to nutritional stress via reelin deficiency*. Mol Psychiatry, 2017. 22(7): S. 961–971.

[65]Raffan, E., et al.: *A Deletion in the Canine POMC Gene Is Associated with Weight and Appetite in Obesity-Prone Labrador Retriever Dogs*. Cell Metab, 2016. 23(5): S. 893–900.

[66]Grüters-Kieslich, A.: *POMC-Mangel: Gendefekt sorgt für ständigen Hunger*, in Ärzte Zeitung. 2008, Medizin, Springer.

[67]Aspiras, A.C., et al.: *Melanocortin 4 receptor mutations contribute to the adaptation of cavefish to nutrient-poor conditions*. Proc Natl Acad Sci U S A, 2015. 112(31): S. 9668–9673.

[68]Hebebrand, J., et al.: *Molecular genetic aspects of weight regulation*. Dtsch Arztebl Int, 2013. 110(19): S. 338–344.

[69]Wabitsch, M., et al.: *Biologically inactive leptin and early-onset extreme obesity*. N Engl J Med, 2015. 372(1): S. 48–54.

[70]Karra, E., et al.: *A link between FTO, ghrelin, and impaired brain food-cue responsivity*. J Clin Invest, 2013. 123(8): S. 3539–3551.

[71]Tschritter, O., et al.: *Variation in the FTO gene locus is associated with cerebrocortical insulin resistance in humans*. Diabetologia, 2007. 50(12): S. 2602–2603.

[72]Claussnitzer, M., et al.: *FTO Obesity Variant Circuitry and Adipocyte Browning in Humans*. N Engl J Med, 2015. 373(10): S. 895–907.

[73]Yeo, G.S. and L.K. Heisler: *Unraveling the brain regulation of appetite: lessons from genetics*. Nat Neurosci, 2012. 15(10): S. 1343–1349.

[74]de Smith, A.J., et al.: *A deletion of the HBII-85 class of small nucleolar RNAs (snoRNAs) is associated with hyperphagia, obesity and hypogonadism*. Hum Mol Genet, 2009. 18(17): S. 3257–3265.

[75]Badenschier, F.: *Epigenetik*. Planet Wissen. 2016 20.06.2016.

[76]Fraga, M.F., et al.: *Epigenetic differences arise during the lifetime of monozygotic twins*. Proc Natl Acad Sci U S A, 2005. 102(30): S. 10604–10609.

[77]Heijmans, B.T., et al.: *Persistent epigenetic differences associated with prenatal exposure to famine in humans*. Proc Natl Acad Sci U S A, 2008. 105(44): S. 17046–17049.

[78]Plagemann, A.: *A matter of insulin: developmental programming of body weight regulation*. J Matern Fetal Neonatal Med, 2008. 21(3): S. 143–148.

[79]Waterland, R.A.: *Epigenetic epidemiology of obesity: application of epigenomic technology*. Nutr Rev, 2008. 66 Suppl 1: S. S21–23.

[80]Hashimoto, H.: *Zur Kenntnis der lymphomatösen Veränderung der Schilddrüse (Struma lymphomatosa)*. Archiv für klinische Chirurgie, 1912. 97: S. 219–248.

[81]Hollowell, J.G., et al.: *Serum TSH, T(4), and thyroid antibodies in the United States population (1988 to 1994): National Health and Nutrition Examination Survey (NHANES III)*. J Clin Endocrinol Metab, 2002. 87(2): S. 489–499.

[82]Schumm-Draeger, P.M.: *Schilddrüse und Diabetes: Interaktion wird unterschätzt*. Deutsches Ärzteblatt, 2016. 113(43): S. 4–8.

[83]Barth, C., et al.: *In-vivo Dynamics of the Human Hippocampus across the Menstrual Cycle*. Sci Rep, 2016. 6: S. 32833.

[84]Gao, Q., et al.: *Anorectic estrogen mimics leptin's effect on the rewiring of melanocortin cells and Stat3 signaling in obese animals*. Nat Med, 2007. 13(1): S. 89–94.

[85]Gorczyca, A.M., et al.: *Changes in macronutrient, micronutrient, and food group intakes throughout the menstrual cycle in healthy, premenopausal women*. Eur J Nutr, 2016. 55(3): S. 1181–1188.

[86]Michener, W., et al.: *The role of low progesterone and tension as triggers of perimenstrual chocolate and sweets craving: some negative experimental evidence*. Physiol Behav, 1999. 67(3): S. 417–420.

[87]Weidner, K., M. Beckermann, and M. Neises: *Beschwerden in den Wechseljahren: Nicht nur eine Frage der hormonellen Situation*. Deutsches Ärzteblatt, 2016. 114(46): S. A-2101 / B-1747 / C-1729.

[88]Orloff, N.C. and J.M. Hormes: *Pickles and ice cream! Food cravings in pregnancy: hypotheses, preliminary evidence, and directions for future research*. Front Psychol, 2014. 5: S. 1076.

[89]Geissler, P.W., et al.: *Perceptions of soil-eating and anaemia among pregnant women on the Kenyan coast*. Soc Sci Med, 1999. 48(8): S. 1069–1079.

[90]Nordin, S., et al.: *A longitudinal descriptive study of self-reported abnormal smell and taste perception in pregnant women*. Chem Senses, 2004. 29(5): p. 391–402.

[91]Bayley, T.M., et al.: F*ood cravings and aversions during pregnancy: relationships with nausea and vomiting*. Appetite, 2002. 38(1): S. 45–51.

[92]Storey, A.E., et al.: *Hormonal correlates of paternal responsiveness in new and expectant fathers*. Evol Hum Behav, 2000. 21(2): S. 79–95.

[93]Schäfer, S.: *Warum werdende Väter Babybäuche bekommen*. Spiegel online, 2012.

[94]Montoya, E.R., et al.: *Testosterone, cortisol, and serotonin as key regulators of social aggression: A review and theoretical perspective*. Motiv Emot, 2012. 36(1): S. 65–73.

[95]Dreher, K.E. and M. Kuss: *Doping in der DDR*. Planet Wissen, 2017.

[96]Luukkaa, V., et al.: *Inverse correlation between serum testosterone and leptin in men*. J Clin Endocrinol Metab, 1998. 83(9): S. 3243–3246.

[97]Selye, H.: *Stress. Lebensregeln vom Entdecker des Stress-Syndroms*. 1986, Reinbek: Rowohlt.

[98]Joseph, J.J. and S.H. Golden: *Cortisol dysregulation: the bidirectional link between stress, depression, and type 2 diabetes mellitus*. Ann N Y Acad Sci, 2017. 1391(1): S. 20–34.

[99]Dallman, M.F., et al.: *Chronic stress and obesity: a new view of "comfort food"*. Proc Natl Acad Sci U S A, 2003. 100(20): S. 11696–11701.

[100]Anacker, C., K.J. O'Donnell, and M.J. Meaney: *Early life adversity and the epigenetic programming of hypothalamic-pituitary-adrenal function*. Dialogues Clin Neurosci, 2014. 16(3): S. 321–333.

[101]Peters, A., et al.: *The selfish brain: stress and eating behavior*. Front Neurosci, 2011. 5: S. 74.

[102]Petri, H.: *Arzneimittelnebenwirkungen: Welche Medikamente diabetogen wirken*. Deutsches Ärzteblatt, 2016. 113(17): S. 12–14.

[103]Himmerich, H., A. Schuld, and T. Pollmächer: *Gewichtszunahme unter Psychopharmakotherapie*. Deutsches Ärzteblatt, 2005. 102(31): S. A-2170.

[104]Kroeze, W.K., et al.: *H1-histamine receptor affinity predicts short-term weight gain for typical and atypical antipsychotic drugs*. Neuropsychopharmacology, 2003. 28(3): S. 519–526.

[105]DGE: *Rauchen und Körpergewicht*. Deutsche Gesellschaft für Ernährung e. V., 2006(7): S. 98–101.

[106]Cains, S., et al.: *Agrp neuron activity is required for alcohol-induced overeating*. Nat Commun, 2017. 8: S. 14014.

[107]Junghanns, K., et al.: *The consumption of cigarettes, coffee and sweets in detoxified alcoholics and its association with relapse and a family history of alcoholism*. Eur Psychiatry, 2005. 20(5–6): S. 451–455.

[108]Koob, G.F. and L. Pulvirenti: *Die Neurobiologie der Kokainabhängigkeit*. Spektrum der Wissenschaft, 1996(2): S. 48.

[109]Lentzen-Schulte, M.: *Adipositastherapie: Abnehmen mittels Medikament*. Deutsches Ärzteblatt, 2018. 115(7): S. A-297.

[110]Grotenhermen, F. and K. Müller-Vahl: *Das therapeutische Potenzial von Cannabis und Cannabinoiden*. Deutsches Ärzteblatt, 2012. 109(29): S. 495–501.

[111]Kirkham, T.: *Endocannabinoids and the neurochemistry of gluttony*. J Neuroendocrinol, 2008. 20(9): S. 1099–1100.

[112]Koch, M., et al.: *Hypothalamic POMC neurons promote cannabinoid-induced feeding*. Nature, 2015. 7541(519): S. 45–50.

[113]Alang, N. and C.R. Kelly: *Weight gain after fecal microbiota transplantation*. Open Forum Infect Dis, 2015. 2(1): S. ofv004.

[114]Ridaura, V.K., et al.: *Gut microbiota from twins discordant for obesity modulate metabolism in mice*. Science, 2013. 341(6150): S. 1241214.

[115]Patterson, E., et al.: *Gut microbiota, obesity and diabetes*. Postgrad Med J, 2016. 92(1087): S. 286–300.

[116]Turnbaugh, P.J., et al.: *An obesity-associated gut microbiome with increased capacity for energy harvest*. Nature, 2006. 444(7122): S. 1027–1031.

[117]Le Chatelier, E., et al.: *Richness of human gut microbiome correlates with metabolic markers*. Nature, 2013. 500(7464): S. 541–546.

[118]Sokol, H., et al.: F*aecalibacterium prausnitzii is an anti-inflammatory commensal bacterium identified by gut microbiota analysis of Crohn disease patients*. Proc Natl Acad Sci U S A, 2008. 105(43): S. 16731–16736.

[119]Carmody, R.N., et al.: *Diet dominates host genotype in shaping the murine gut microbiota*. Cell Host Microbe, 2015. 17(1): S. 72–84.

[120]Alcock, J., C.C. Maley, and C.A. Aktipis: *Is eating behavior manipulated by the gastrointestinal microbiota? Evolutionary pressures and potential mechanisms*. Bioessays, 2014. 36(10): S. 940–949.

[121]Freud, A.: *Das Ich und die Abwehrmechanismen*. 1936, Wien: Internationaler Psychoanalytischer Verlag. S. 217.

[122]Linehan, M.m.: *Skills Training Manual for Treating Borderline Personality Disorder (Diagnosis and Treatment of Mental Disorders)*. 1993, London: Guilford Publications. S. 180.

[123]Hayes, S.C., et al.: *Akzeptanz- & Commitment-Therapie: Achtsamkeitsbasierte Veränderungen in Theorie und Praxis*. 2014, Paderborn: Junfermann Verlag. S. 464.

[124]Freud, S.: *Drei Abhandlungen zur Sexualtheorie*. 1991, Frankfurt am Main: Fischer. S. 160.

[125]Martin, C.K., et al.: *Change in food cravings, food preferences, and appetite during a low-carbohydrate and low-fat diet*. Obesity (Silver Spring), 2011. 19(10): S. 1963–1970.

[126]Nestler, E.J.: *Epigenetic mechanisms of drug addiction*. Neuropharmacology, 2014. 76 Pt B: S. 259–268.

[127]James, W.: *The Principles of Psychology*. 1890, New York, London: Holt and Macmillan.

[128]Lessing, G.E.: K. Bremer, and V. Hantzsche, *Nathan der Weise*: Studienausgabe. 2013, Ditzingen: Reclam, Philipp, jun. GmbH, Verlag. S. 229.

[129]Dagtekin, B.: *Fack ju Göhte*. 2013: Deutschland. S. 118.

[130]Waterhouse, D.: *Frauen brauchen Schokolade*. 1995: Goldmann.

[131]Yudkin, J. and R.H. Lustig: *Pur, weiß, tödlich.: Warum der Zucker uns umbringt – und wie wir das verhindern können*. 2018, Lünen: Systemed Verlag.

[132]Worm, N.: *LOGI-Methode: Glücklich und schlank: Mit viel Eiweiß und dem richtigen Fett. Das komplette LOGI-Basiswissen*. 2003, Lünen: Systemed. S. 176.

[133]Anson, R.M., B. Jones, and R. de Cabod: *The diet restriction paradigm: a brief review of the effects of every-other-day feeding*. Age (Dordr), 2005. 27(1): S. 17–25.

[134]Patterson, R.E. and D.D. Sears: *Metabolic Effects of Intermittent Fasting*. Annu Rev Nutr, 2017. 37: S. 371–393.

[135]Atkins, R.C. and K.S. Krauskopf: *Diät-Revolution: Schlank und gesund durch High Fat – Das Original*. 2018, Frankfurt am Main: Fischer.

[136]Astrup, A., T. Meinert Larsen, and A. Harper: *Atkins and other low-carbohydrate diets: hoax or an effective tool for weight loss?* Lancet, 2004. 364(9437): S. 897–899.

[137]Pearson, L. and L.R. Pearson: *Psycho – Diät. Abnehmen durch Lust am Essen*. 1992, Reinbek: Rowohlt.

[138]Hermann, N.: *Fettlogik überwinden*. 2016, Berlin: Ullstein.

[139]King, N.A., et al.: *Metabolic and behavioral compensatory responses to exercise interventions: barriers to weight loss*. Obesity (Silver Spring), 2007. 15(6): S. 1373–1383.

[140]Kabat-Zinn, J.: *Gesund durch Meditation: Das große Buch der Selbstheilung mit MBSR*. 2013, München: Knaur.

[141]Solberg, E.E., et al.: *Hemodynamic changes during long meditation*. Appl Psychophysiol Biofeedback, 2004. 29(3): S. 213–221.

[142]Solberg, E.E., et al.: *The effects of long meditation on plasma melatonin and blood serotonin*. Med Sci Monit, 2004. 10(3): S. CR96–101.

REGISTER

R

S

T